Ralph Skuban

Yoga-Nidra

Ralph Skuban

YOGA NIDRA

Tiefenentspannung,
geistige Klarheit und Regeneration

Aquamarin Verlag

Impressum

1. Auflage 2023

Voglherd 1 • D-85567 Grafing
www.aquamarin-verlag.de

Druck: CPI Ebner & Spiegel
ISBN: 978-3-89427-922-6

Alle Träume enden im tiefen Schlaf,
der tiefe Schlaf endet in Samadhi.

– Yoga Vasishtha , 11. Jahrhundert –

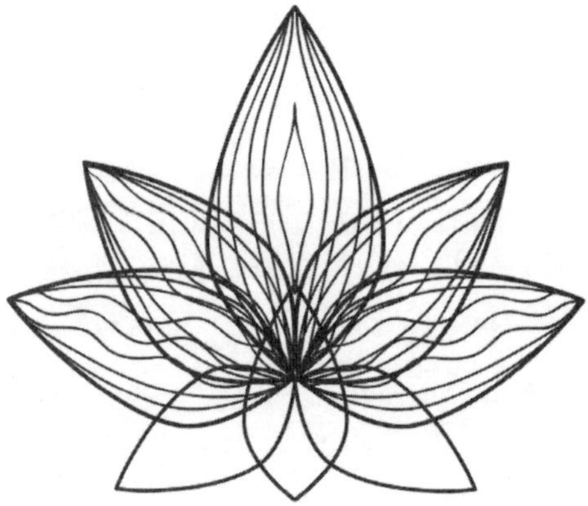

INHALT

Vorwort zur Neuauflage

Kurz nachdem im Jahre 2012 die erste Auflage dieses Buches erschien, schrieb mir eine Leserin, wie gut es ihr tun würde, diese klare und einfache Form der uralten Praxis des *Yoga-Nidra* zu praktizieren. Es war die erste Rückmeldung, die ich zu diesem Titel bekam, und ich erinnere mich noch gut daran, wie sehr ich mich darüber gefreut habe.

Nun, viele Jahre später, blicke ich zurück auf all die Yoga-Nidra-Sessions, die ich angeleitet habe und die vielen Menschen, die sie miterlebt haben. Ich durfte an vielen spannenden Erfahrungen anderer teilhaben, die in unseren Gesprächen nach der Praxis immer wieder ausgetauscht wurden: Sie reichen von einfacher Entspannung über kathartische Momente der Lösung schmerzhafter Erinnerungen bis hin zu tief bewegenden spirituellen Momenten.

Oft schliefen die Menschen aber auch einfach nur ein, weil ihnen in unserer heutigen unruhigen Zeit schlicht der gute Schlaf fehlt: Acht von zehn Berufstätigen in Deutschland berichten, dass sie kaum noch gut schlafen – ein Millionenheer müder Menschen, die sich durch ihre anstrengenden Tage kämpfen. So ist es also völlig in Ordnung, einfach nur einzuschlafen, wenn man Yoga-Nidra praktiziert. Doch wach erlebt, schenkt uns der bewusste Schlaf der Yogis noch vieles mehr als „nur" die Möglichkeit, in einen heilsamen Schlaf zu finden.

Jetzt, da ich diese Zeilen schreibe, muss ich an den Verleger Gerhard Riemann denken. Er leitete zum Zeitpunkt des Erscheinens dieses Buches den Arkana-Verlag. Doch er veröffentlichte es nicht nur, sondern praktizierte die Methode selbst jeden Tag. Bald schon sollten wir Freunde werden, und ich erinnere mich mit Dankbarkeit an die vielen guten Gespräche, die wir führten: über Yoga und alternative Heilweisen, über Spiritualität, Politik und viele andere Themen, die die Welt bewegen.

So freue ich mich nun sehr, dass dies Buch eine Neuauflage erfährt und im Aquamarin-Verlag ein neues Zuhause und ein schönes Gewand bekommt. Dafür danke ich Dr. Peter Michel und Annette Wagner. Sie stehen für einen Verlag, bei dem ich in den vergangenen Jahren immer wieder Bücher veröffentlichen durfte, auch zu ungewöhnlichen Themen, wie zuletzt zum Beispiel über die Buteyko-Methode, eine heilsame Atempraxis der Moderne, die den ursprünglichen Ideen des Yoga in vielerlei Hinsicht sehr nahesteht. Auch in diesem Buch findet sich ein Kapitel über das Atmen, weil die bewusste Atemerfahrung ein zentraler Teil der Yoga-Nidra-Praxis ist. Und was ich für die Erstauflage über das Atmen schrieb, muss ich für diese Neuausgabe nicht umschreiben, denn nach wie vor gilt, dass das Atmen – nicht nur im Yoga, sondern im Leben überhaupt – am heilsamsten ist, wenn es sich *sanft* und *bewusst* vollzieht.

Yoga-Nidra ist eine Praxis, der ich sehr viel verdanke. Zusammen mit dem bewussten Atmen liegt sie mir von allen Übungswegen der facettenreichen Tradition des Yoga am meisten am Herzen. Daran hat sich über all die Jahre nichts geändert:

Wir erleben und erlernen fast schlafend und ohne jede Anstrengung, unseren Körper intensiv wahrzunehmen und dabei Dinge zu spüren, von denen wir nicht wussten, dass wir sie spüren können. Wir entspannen uns, ohne auch nur eine einzige Bewegung zu machen: keine Muskelarbeit, keine Denkarbeit, keine Konzentration – bloß Wahrnehmung. Wir erleben unsere Atmung auf neue, intensive Weise. Wir fühlen im ganz konkretem Sinn unseren Energiekörper: Nach einiger Zeit werden Sie wissen, dass die Lebensenergie *Prana* wirklich existiert – nicht als ein esoterisches Kuriosum, sondern als konkret erfahrbare Wirklichkeit. Wir fallen in die Stille. Dann erwachen wir aus dem bewussten Schlaf vollkommen erfrischt. Und wir nehmen etwas von dieser Leichtigkeit und inneren Ruhe mit in unseren Tag.

Man kann Yoga-Nidra länger oder kürzer üben und sogar einzelne Bausteine herauslösen, um sie als eigenständige Meditationstechniken zu nutzen. Das Buch und der dazugehörende Audio-Download sind so aufgebaut, dass Sie Yoga-Nidra auf Ihre Bedürfnisse zuschneiden können: von der intensiven Kurzentspannung bis zur vollständigen Übung mit dem Erleben tiefer Stille.

Weil Yoga-Nidra mir selbst so viel gegeben hat, weiß ich, dass es auch anderen Menschen so gehen kann. Ich wünsche mir, dass Sie einer von diesen Menschen sind.

Den Audio-Download finden Sie hier:

www.skuban-akademie.de/yoganidra-download
Passwort: **yoganidra**

WENN SIE SOFORT BEGINNEN MÖCHTEN ...

…dann können Sie das tun. Yoga-Nidra verlangt fast nichts von Ihnen: Sie müssen nichts wissen, um die wohltuende Wirkung dieser Übung zu erfahren. Sie müssen dazu nichts lesen oder lernen. Sie müssen sich nicht anstrengen oder bemühen. Sie brauchen sich bei den Übungen nicht einmal tief zu konzentrieren. Nichts ist weniger fordernd als Yoga-Nidra, und doch ist es eine der tiefsten Übungen, die Menschen je erfanden.

Sie benötigen nur eines: die Bereitschaft, sich für eine halbe Stunde hinzulegen und, möglichst ohne einzuschlafen, den Anweisungen der Stimme der zum Buch gehörenden Audio-Anleitung zu folgen. Dabei machen Sie eine schon vor Jahrtausenden geplante und vollkommen sichere Reise durch ihren Körper und seine Energiezentren. Sie werden Ihre Atmung völlig neu und bereichernd wahrnehmen und als Höhepunkt in eine Phase tiefer Stille eintreten, in ein bewusst erlebtes »Nichts«, aus dem Sie sanft wieder in den Alltag zurückgeholt werden. Diese Stille bewusst zu erleben, nachdem man den physischen Körper entspannt und den Energiekörper aktiviert hat, kann ein profundes Erlebnis werden. Je regelmäßiger Sie Yoga-Nidra, den bewussten Schlaf, praktizieren, desto tiefer wird die Erfahrung.

Wenn Sie also am liebsten sofort mit der Praxis beginnen wollen, dann können Sie das tun:

- Laden Sie die Audio-Anleitung von unserer Website herunter:
  www.skuban-akademie.de/yoganidra-download
  Passwort: **yoganidra**

- Legen Sie sich bequem hin – am besten auf den Rücken.
- Sorgen Sie für eine ungestörte Atmosphäre.
- Starten Sie die *Übung 1.*
- Lassen Sie sich führen.

In der Führung durch Yoga-Nidra werden Sie mit *Du* angesprochen, da das *Sie* zu viel Distanz erzeugt. Die Stimme soll Ihnen so nahe wie möglich sein – schließlich sollen Sie sich ihr ja anvertrauen.

Ein wichtiger Hinweis: Bitte achten Sie darauf, die Lautstärke nicht zu hoch einzustellen, da sonst der entspannende Effekt der Übung nicht eintritt. Die Stimme sollte gerade so laut sein, dass Sie den Anweisungen ohne Mühe folgen können.

WAS IST YOGA-NIDRA?

Yoga-Nidra ist die sicherste Übung,
die es auf der Welt gibt.
Keine Methode ist besser als Yoga-Nidra,
der yogische Schlaf.

– Swami Rama (1925–1996) –

DAS RUHEN IN DER TIEFE UNSERES SEINS

Sehr weit weg vor hier, wahrscheinlich im Himalaya, ist vor Tausenden von Jahren ein Yogi auf die Idee gekommen, mit seiner Aufmerksamkeit systematisch durch den Körper zu wandern. Diese mühelose Übung entspannte seinen Körper zutiefst und brachte seinen Geist zur Ruhe. Er erfuhr eine so tiefe Stille, dass er *Samadhi* erlangte, die überwältigende Erfahrung des Einsseins mit allem, was ist. *Nyasa* war geboren, eine meditative Technik, bei der die Aufmerksamkeit gezielt an verschiedenen Stellen des Körpers »platziert« wird. Genau das ist es, was Nyasa heißt: »Platzieren«. Aus Nyasa entwickelte sich Yoga-Nidra, der bewusste Schlaf – eines der machtvollsten Instrumente aus der Methodenvielfalt des Yoga.

Das Wort *Yoga* meint einen Bewusstseinszustand, in welchem wir ganz in der Tiefe unseres Seins ruhen. Die berühmteste Definition des Yoga stammt von Patanjali, der vor über zweitausend Jahren das wichtigste Werk über diese Bewusstseinswissenschaft schrieb, das *Yogasutra*:

> Yoga ist das Zur-Ruhe-Kommen der dauernd
> sich verändernden mentalen Muster.
> Dann ruht der Seher in sich selbst:
> Dies ist Selbst-Verwirklichung.

Yoga will uns mit unserer inneren Wirklichkeit verbinden, mit der tiefen Stille, die in unseren Herzen klingt, mit unserem inneren Licht, das Patanjali »Seher« nennt. Und »Verbindung« ist auch die Bedeutung des Wortes *Yoga*. Es ist ein Wort für den höchsten Bewusstseinszustand, nach dem Menschen streben können, ein Zustand, der unser Geburtsrecht und eigentlich ganz natürlich ist – bloß in Vergessenheit geriet. Er ist das Ziel aller spirituellen Wege, der »große Fisch«, wie Jesus es im *Thomas-Evangelium* sagt. Zum natürlichen Verweilen in dieser Tiefe will Yoga-Nidra uns hinführen. Die Praxis des bewussten Schlafens stellt einen vollständigen Weg dar, gründend auf einer Erfahrung, die Jahrtausende zurückreicht.

☯

Anstrengende Körperhaltungen sind nicht die Essenz des Yoga. Sie reinigen und stärken unseren Körper und wollen ihn vor allem auf die wichtige Phase der Entspannung vorbereiten, in der wir tief ins Innere gehen können. Sie waren nie als Selbstzweck gedacht. Wer die Übungen so praktiziert, treibt mehr Sport, als dass er Yoga macht. Viele, die sich so intensiv mit der yogischen Körperarbeit beschäftigen, bauen Leistungsdruck auf, anstatt Entspannung zu erreichen. Das hat, vorsichtig gesagt, nicht viel mit dem Ziel zu tun, zum Kern unseres Seins vorzudringen. Patanjali verlor nur einen einzigen Satz über die Körperhaltung – der ist dafür umso wichtiger:

Die Meditationshaltung sollte stabil und angenehm sein.

Er ergänzt:

Und indem wir alle Anspannung loslassen,
können wir uns auf das Unendliche ausrichten.

Ich kenne keine bessere Definition von Yoga-Nidra. Und ganz bestimmt gehören diese beiden Sätze zu den wichtigsten, die Patanjali jemals sagte.

Die Körperhaltung in Yoga-Nidra ist das Liegen auf dem Rücken: *Shavasana* oder die »Totenhaltung«. Was könnte einfacher sein? Was natürlicher? Was stabiler? Shavasana ist eine ideale Meditationshaltung, die jeder Mensch ganz leicht einnehmen kann. Sie ist die einzige Haltung, die Sie »beherrschen« sollten, um diese Übung zu machen. Und sollte es Ihnen schwerfallen, auf dem Rücken zu liegen, können Sie Ihre Haltung auch anpassen. Dann lassen Sie, sanft geführt, alle Anspannung los, um sich auf das Unendliche auszurichten.
Treten Sie ein in die Stille.

Was Yoga-Nidra nicht ist – eine Abgrenzung

Yoga-Nidra ist heute kein unbekannter Begriff mehr. Allerdings kursieren unter ihm oft Methoden, die eigentlich nicht viel mit *Nidra*, dem traumlosen Schlaf, gemein haben. Patanjali beschreibt diesen als einen Zustand, in dem unser Geist nur noch auf ein einziges Objekt ausgerichtet ist: die Leere. Und die gilt es, in Yoga-Nidra bewusst zu erleben. Er sagt ganz wörtlich:

Nidra hat die Leere zum Objekt.

Eigentlich wäre dem nichts mehr hinzuzufügen. Ich möchte dennoch ein paar Worte dazu sagen, was Yoga-Nidra demzufolge *nicht* sein kann:

KEIN TRÄUMEN

Yoga-Nidra ist nicht Träumen – auch kein luzides Träumen, wenngleich die tief entspannende Wirkung der Übung eine perfekte Vorbereitung für die Praxis des luziden Träumens sein kann, also die Fähigkeit, während des Träumens wachbewusst zu bleiben. Yoga nutzt alle Möglichkeiten und Phasen unseres Bewusstseins, um mehr Achtsamkeit und Ausrichtung in unser Leben zu bringen, so auch das bewusste Träumen. Dabei ist die Praxis des luziden Traums oder Klartraums, wie man auch sagt, kein Selbstzweck: Auch ihr geht es darum, zur bewussten Erfahrung des Schlafes zu kommen – und letztlich darüber hinaus. Spirituelle Traumarbeit zielt weniger auf den Inhalt der Träume als auf den Träumer selbst: Im Mittelpunkt steht nicht die Frage, *was* geträumt wird und was das bedeutet, sondern *wer* da träumt. Wird die Stille des Tiefschlafs bewusst erfahren, die Leere, dann wird der Übende selbst die Stille – Samadhi. Dies liegt weit jenseits des Traumes.

KEINE VISUALISIERUNGEN

Yoga-Nidra, so wie es Ihnen hier vorgestellt wird, beinhaltet keine Visualisierungsübungen. Dies sei nachdrücklich gesagt im Bewusstsein dessen, dass die Arbeit mit inneren Bildern für manche als zentraler Bestandteil von Yoga-Nidra gilt. An Visualisierungen ist nichts Negatives, ganz im Gegenteil: Immer schon waren sie im Yoga ein Mittel, die Konzentration zu schulen und in die Meditation zu führen – und nicht nur dort.

Doch Nidra ist schon *per definitionem* keine Visualisierung. Yoga-Nidra ist eine Übung in Gewahrsein, die zum bewusst erlebten Schlaf führen will, wo wir Zugang zu unserer inneren Weisheit haben. Dazu brauchen wir keine Bilder.

KEINE AUTOSUGGESTION UND KEINE BESCHLÜSSE

Yoga-Nidra beinhaltet keine Autosuggestionen oder *Sankalpas,* also die Formulierung von Vorsätzen, Zielen oder Beschlüssen für unser Leben. Das sind hervorragende Instrumente, die ihren eigenen Platz haben – sie sind aber nicht Yoga-Nidra.

Ein Vorsatz, den wir in der Phase tiefer Entspannung treffen, kann eine sehr starke Wirkung entfalten: Man pflanzt einen mentalen Samen in die fruchtbare Erde eines tiefen, offenen Bewusstseinszustandes. Ich persönlich halte solche Vorsätze sogar für so wirkmächtig, dass ich eben deshalb zur Vorsicht raten will. Wie kann ich so sicher sein, dass der Beschluss, den ich fasse, der richtige für mich ist?

Etwas anderes ist es, in Yoga-Nidra Fragen zu stellen und Antworten zu suchen. Im Vordergrund steht dabei die Empfänglichkeit: Wir bleiben im Prozess der Praxis offen. Das ist etwas vollkommen anderes, als über ein Sankalpa einen auf die Zukunft gerichteten Willensimpuls in die Stille zu säen, was eigentlich der ganzen Idee der Meditation zuwiderläuft; denn

Meditation bedeutet, auf den Prozess im Moment ausgerichtet zu bleiben, anstatt ihn auf bestimmte Ergebnisse hin gezielt beeinflussen zu wollen.

Wenn wir ergebnisorientiert meditieren, machen wir den vermutlich einzigen Prozess, den wir in unserem täglichen Leben praktizieren und ergebnisoffen erleben können, dürfen und sollen, zu einem bloßen Mittel für andere Zwecke: Wir setzen unser alltägliches Handeln fort, das fast immer dem gegenwärtigen Moment entrissen ist, weil es überwiegend die Zukunft im Auge hat, und tragen es in die Meditation hinein. Sich dagegen dem Prozess zu öffnen, ist Hingabe. Wir entledigen uns unserer Erwartungen und dürfen einfach sein, wer oder was wir in diesem Moment sind. In dieser ergebnisoffenen Leere kann Überwältigendes geschehen. Meister Eckhart, der christliche Mystiker des 13. Jahrhunderts, sagte:

> Ist die Seele der Zeit und des Raumes ledig,
> dann sendet der Vater seinen Sohn in sie.

KEINE WUNSCHERFÜLLENDE KUH

In der *Bhagavad Gita,* dem heiligen Buch Indiens, wird *Kamadhuk* erwähnt, die wunscherfüllende Kuh. Heutzutage ist es sehr in Mode, »Bestellungen beim lieben Gott« aufzugeben. Doch Yoga-Nidra ist nicht Kamadhuk.

Ich erinnere mich noch gut an eine Begegnung mit einer jungen Frau, die erzählte, dass die Erfüllung eines Wunsches, den sie in ihrer Yoga-Nidra-Übung immer wieder formuliert hatte, sie in eine sehr unglückliche Lebenssituation brachte. (Sie wünschte sich eine Liebesbeziehung zu einem ganz bestimmten Mann.) Offensichtlich wusste sie nicht wirklich, was sie sich da wünschte.

Was für Autosuggestionen und Sankalpas gilt, trifft umso mehr auf größere und kleinere Wünsche zu: Sie tragen uns fort vom Erleben des Jetzt in die unbekannte, nicht existente Zukunft. Im Yoga geht es indes um das Gegenteil des Wünschens, nämlich darum, diese Ebene zu transzendieren. Wir können Glück und Zufriedenheit in und durch uns selbst finden, anstatt dauernd neue Wünsche hervorzubringen, die uns wieder so lange unzufrieden machen, bis sie erfüllt sind – um dann ein anderes ungestilltes Verlangen zu entwickeln. In der *Bhagavad Gita* heißt es in radikaler Klarheit:

> Wer seinen Wünschen nachläuft,
> wird wirklichen Frieden nicht erleben.

Vor Jahren einmal, als ich mich in einer sehr schwierigen – ja mir sogar aussichtslos erscheinenden Lebenssituation – fand, fragte mich ein kluger Kerl, was ich eigentlich wolle. Die einzige Antwort, die mir noch einfiel, war: »Am liebsten wäre es mir, gar nichts mehr zu wollen!« Ich meinte das nicht fatalistisch. Wenn der objektive Rahmen mir nicht erlaubt zu bekommen, was ich mir wünsche, wäre es da nicht viel hilfreicher, diese Wünsche gar nicht erst zu haben? Stellen wir uns einen Menschen vor, der Zufriedenheit erfährt, ganz *unabhängig* von den äußeren Umständen, die wir ohnehin nur sehr begrenzt kontrollieren können. Das ist Loslassen. Das ist die so oft falsch verstandene »Entsagung«, von der die *Gita* spricht. Das ist vollkommene Freiheit. Ramana Maharshi (1879 1950), der Weise vom Berg Arunachala, sagte deshalb: »Wunschlosigkeit ist Weisheit. Es gibt keinen Unterschied zwischen ihnen. Sie sind das Gleiche.«

Nun, ich habe immer noch Wünsche und Ziele – ebenso wie Sie. Doch die Meditation, die Stille von Yoga-Nidra, bleibt mein wunschloser Raum. *Ein* Wunsch, der tiefste, bleibt allerdings auch in Yoga-Nidra integral, er ist die motivierende Kraft hinter allem Suchen und Forschen: der Wunsch nach spirituellem Wachstum und nach Befreiung. Und was ist Befreiung? Das *Yoga Vasishtha* sagt:

Befreiung gibt es nicht – weder im Himmel
noch auf Erden noch in der Unterwelt.
Befreiung ist nur ein anderes Wort für einen reinen Geist,
richtige Selbsterkenntnis
und einen wirklich erwachten Zustand.
Die völlige Abwesenheit von
Wollen und Hoffen ist Befreiung.

☯

KEINE HYPNOSE UND KEINE BEEINFLUSSUNG

In Yoga-Nidra werden keine mentalen Manipulationen durchgeführt, weder offen noch subtil. Wir sind zu jeder Zeit völlig frei und unbeeinflusst im Prozess. Es sickern keine von außen eingestreuten Ideen in uns ein. Es öffnen sich nur die Schleusen nach innen, so dass unsere eigene Kreativität und Weisheit sprudeln können. Alle Informationen, alle Erkenntnisse und Inspirationen, die wir durch Yoga-Nidra erfahren, sind immer unsere eigenen.

☯

DER BEWUSSTE SCHLAF

Nun, da wir Yoga-Nidra von anderen Übungsmethoden und mentalen Instrumenten abgegrenzt und es von allem Ballast befreit haben, können wir durchatmen und uns in diesem Kapitel ein wenig genauer ansehen, was es wirklich ist – wie leicht und frisch es ist, wie einfach, klar, pur und tief.

UND DENNOCH DÜRFEN SIE TRÄUMEN, DENKEN, FÜHLEN …

Wir haben zwar gesagt, dass Yoga-Nidra kein Träumen oder unbewusstes Schlafen ist – wie ja auch alle Formen der Meditation keine Meditation sind, wenn wir dabei einschlafen. Das bedeutet aber nicht, dass es »verkehrt« wäre, während der Übung zu träumen oder zu schlafen. Yoga-Nidra kann sogar ein ganz ausgezeichnetes Heilmittel gegen Schlaflosigkeit sein. Und viele Menschen praktizieren es aus genau diesem Grund: weil es ihnen gelingt, durch das Üben des Gewahrseins auf Körper, Atmung und Energiezentren so weit zur Ruhe zu kommen, dass sie in einen gesunden, erholsamen und erfrischenden Schlaf sinken. Mir ging es am Anfang meiner Praxis oft so.

Man kann während Yoga-Nidra auch in keiner Weise »versagen«, zum Beispiel wenn man innerlich sehr unruhig ist oder seinen Gedanken nachhängt: Sie können dabei nichts falsch machen. Wie immer Sie Ihren Körper fühlen, was immer Sie denken oder erleben, ist in Ordnung. *Sie sind in Ordnung!*

Unser Verstand hat die Aufgabe zu denken, also tut er das. Meistens schert er sich nicht darum, ob es uns dabei gut geht oder nicht. Das ist die Krux. Und bis er etwas stiller wird, dauert es. Es kann eine sehr interessante Erfahrung sein zu beobachten, dass wir vollkommen bewegungslos und still daliegen, die Gedanken aber wild im Kreis laufen. Wir sind dann fast wie ein Dynamo, dessen Energie nicht in Bewegung umgesetzt werden kann: Wir werden buchstäblich heiß. Auch beim Meditieren kann man schwitzen.

Überhaupt zu erkennen, dass der Geist umherspringt wie ein Affe, ist einer der wichtigsten Schritte in unserer Selbstentwicklung; denn im Moment dieses Erkennens sind wir nicht mehr der Verstand, sondern dessen Beobachter. Das bedeutet: Unsere Verstrickung in die mentalen Muster hat nachgelassen. Wir registrieren Gedanken und Gefühle, sind ihnen aber nicht mehr in dem Maße ausgeliefert, wie das der Fall ist, wenn zwischen uns und den mentalen Vorgängen keinerlei Distanz besteht. Daraus, dass wir unsere Gedanken und Gefühle wahrnehmen, ergibt sich schon rein logisch, dass wir sie nicht sein können: Der Beobachter ist *Subjekt,* und das Beobachte te ist *Objekt.* Yoga will uns, wie jeder andere Weg der Geistesschulung auch, zu der letztendlichen Erfahrung führen, dass wir nicht unser Körper, unser Denken oder Fühlen sind, sondern etwas viel Tieferes. Das *Erkennen und Beobachten* unserer Gedanken und Gefühle ist dabei von zentraler Bedeutung. Die Gedankenbeobachtung ist sogar eine eigenständige Meditationsmethode.

Yoga-Nidra ist eine geführte Meditation in Gewahrsein. Der Vorteil dabei ist, dass die Stimme Sie immer wieder sanft »zurückholt«, auch dann, wenn Sie abschweifen. Nochmals also, weil es in einer Zeit wie heute so wichtig ist, darauf hinzuweisen – einer Zeit, in der so viel Druck auf uns lastet, immer alles richtig zu machen und das scheinbar unaufhaltsam anwachsende Soll der Anforderungen zu schultern: Lassen Sie Ihre Erfahrung zu, Sie können beim Üben nichts verkehrt machen!

Der »schlaflose Schlaf« in Yoga-Nidra ist die höchste Stufe der Entwicklung. Wir müssen aber gar nicht so weit kommen, um bereits die vielen guten Wirkungen der Übung zu erfahren.

ENTSPANNUNG

In einer angespannten und aus den Fugen geratenen Welt sehnen wir Menschen uns immer mehr nach Entspannung von Körper, Gefühlen und Geist – und finden sie doch so schwer.

Wir brauchen Entspannung und suchen sie. Doch das Schlimme daran ist: Die Suche nach Entspannung kann selbst zum Stressfaktor werden, und die schier unübersehbare Methodenvielfalt des Yoga sowie anderer Traditionen trägt dazu sogar noch bei. In unserer vernetzten und hochkomplexen Welt sind ungeheure Informationsmengen in kürzester Zeit abrufbar. Sollen wir dies ausprobieren oder jenes? Yoga, Zen, Tai Chi oder doch lieber Qigong? Und innerhalb jeder Tradition finden sich wieder neue Verzweigungen, widerstreitende Schulen und Hunderte von Techniken. Was ist richtig? Was ist besser? Welche Meditationsform ist die geeignete für mich? Wo finde ich den besten Lehrer oder die beste Lehrerin? Welche Praxis ist am wirksamsten? Wo bitte geht es zur Erleuchtung? Was muss ich noch alles wissen, lernen, lesen und tun? Dies ist der paradoxe Stress des verzweifelt nach Entspannung und Erkenntnis Suchenden.

Yoga-Nidra kann wirkliche Entspannung schenken. Auf höchstem Niveau. Auf einfachste Weise. Dabei ist die Entspannung nur das Vorspiel. Schon für sich genommen ist sie von unschätzbarem Wert für unser körperliches und psychisches Wohlsein. Außerdem versetzt Yoga-Nidra uns noch in die Lage, den Energiekörper zu fühlen, ihn zu reinigen und zu balancie ren, um die Blockaden zu lösen, die uns den Zugang zu unserer inneren Klarheit und Tiefe versperren.

Das Gute daran ist, dass Sie sich kein Wissen aneignen und keine Technik erlernen müssen. In gewisser Weise verläuft der Weg in Yoga-Nidra umgekehrt zu anderen Methoden spiritueller Traditionen: Normalerweise steht am Anfang die Vermittlung von Wissen. Man hört zu, liest und studiert. Dann denkt man darüber nach und zieht seine eigenen Schlüsse. Schließlich geht man in die Erfahrung. Es ist ein Weg, der von der Theorie zur Praxis führt. Bei Yoga-Nidra können Sie *sofort* in die Erfahrung gehen. Sie können sich *sofort* entspannen. Ob und wie viel Wissen Sie sich darüber hinaus aneignen möchten, liegt allein bei Ihnen und bestimmt in keiner Weise Ihre Erfahrung in der Übung. Fangen Sie doch einfach *jetzt* an!

EIN BRUNNEN DER KREATIVITÄT

Viele Jahre meines Lebens habe ich intensiv Musik gemacht. Ich habe in Bands gespielt und Songs geschrieben. Zwar wurde daraus keine große Karriere, doch haben wir oft sehr gute Musik auf die Bühne gebracht. Immer wieder habe ich mich gefragt, woher manche gute Idee wohl kam. Man sitzt an seinem Instrument und »spielt herum«, wartend auf einen Einfall. Manchmal kam er dann, oft auch nicht. Wenn sie plötzlich da war, die gute Idee – eine musikalische Phrase, die mir einfach in die Hände fiel, ein pointierter Satz, die »Hookline«, die einen x-beliebigen Song zu einem guten macht –, dann dachte ich mir: »Woher kommt das bloß? Ich habe mir das doch nicht *ausgedacht!*«

Kreative und spontane Ideen sind keine gedanklichen Konstruktionen, sie entstehen nicht am Reißbrett. Deshalb nennt man sie auch *Einfälle*. Die Weisheit, die in manchen Worten liegt, ist erstaunlich, oft weiser als wir selber, die wir sie benutzen. Große Kunstwerke wurden von Träumen inspiriert, zum Beispiel Dantes *Göttliche Komödie*, Edgar Allan Poes *Der Rabe* und *Ulysses* von James Joyce. Auch manch großer wissenschaftlicher Durchbruch verdankt sich nicht bloß Denkarbeit und Logik: Der Russe Iwanowitsch Mendelejew entdeckte das Periodensystem, das die chemischen Elemente gemäß ihrem Atomgewicht logisch ordnet, im Traum. Elias Howe verdankt seine Erfindung der ersten amerikanischen Sämaschine ebenfalls einem Traum. Und die bahnbrechende Idee zur Relativitätstheorie kam Albert Einstein im Schlaf und nicht am Schreibtisch.

Wenn ein guter Song oder ein Gedicht, sogar ein wissenschaftlicher Durchbruch, keine Frucht des in Konzepten denkenden Verstandes ist, woher kommen dann diese Eingebungen? Die Antwort gibt uns wieder ein Wort, das wir schon oft benutzt haben, ohne uns jedoch seiner wirklichen Tiefe und Weisheit bewusst zu sein: *Inspiration*. Inspiration kommt vom lateinischen *inspirare*, das heißt einatmen. Wenn wir spontane Einfälle haben, sagen wir »Ich wurde inspiriert«, und das ist ein *passiver* Vorgang: Wir waren offen, so dass das Wasser aus dem kreativen Brunnen am Grund unseres Seins in unser Handeln einfließen konnte. Dazu müssen wir nichts tun, außer entspannt und empfänglich zu sein.

Zur kreativen Quelle, die in uns sprudelt, können wir in Yoga-Nidra immer wieder hinabtauchen. Aus ihr können wir trinken und uns inspirieren lassen. Es kann sehr gut sein, dass Sie auf Fragen, die Sie im Leben umtreiben, Antworten finden werden, wenn Sie den bewussten Schlaf praktizieren: Er beruhigt unseren Geist und hellt unsere Gefühle auf – Yoga-Nidra bringt Klarheit in unser Leben.

FREUDE

Versuchen Sie bitte einmal, eine Yoga-Nidra-Sitzung zu machen, wenn Ihre Stimmung eingetrübt ist, und beurteilen Sie anschließend, in welcher Stimmung Sie sich dann befinden. Wahrscheinlich werden Sie sich aufgeheitert fühlen, so als wären ein paar dunkle Wolken über dem Himmel Ihres Geistes weggezogen. Das ist deshalb so, weil Sie während Yoga-Nidra eine engere Anbindung an Ihr inneres Licht haben als im normalen Wachzustand.

Doch woran merken wir, dass wir Fortschritte machen, dass wir auf unserem seelischen Weg vorankommen? Zugegeben: Wenn wir unterstellen, dass wir letztlich immer schon alles sind, was wir sein können, nämlich Reines Gewahrsein, dann gibt es sowieso kein »Vorankommen« im herkömmlichen Sinne. Vorankommen meint hier also: das Wegräumen jener Barrieren, die uns daran hindern, unsere innere Ganzheit zu erkennen.

Patanjali sagt, spirituelle Entwicklung lasse sich mit der Bewässerung eines Feldes vergleichen. Es geht also weniger darum, dass wir in unserer Praxis etwas *machen* im Sinne von »erzeugen« oder »neu erschaffen«, als vielmehr darum, die Hindernisse zu beseitigen, die uns die klare Sicht auf die Wirklichkeit unseres Seins versperren:

Spirituelle Entwicklung wird nicht durch das Setzen
von Ursachen vorangetrieben.
Es ist vielmehr wie bei einem Bauern,
der die Hindernisse beseitigt, so dass das Wasser
über seinen Acker fließen kann.

Die passive Offenheit, das Sich-öffnen, ohne im eigentlichen Sinne etwas zu tun, das Tun im Nicht-Tun, das Handeln, ohne Ursachen zu setzen, oder, wie die *Gita* sagt: »Akarma in Karma und Karma in Akarma« – dieses Prinzip wird in der Praxis von Yoga-Nidra verkörpert. Mehr noch: Es wird Wirklichkeit. Und weil uns dieses ergebnisoffene entspannte Tun so nahe an unsere Quelle führt, erfrischt es uns, schenkt uns Freude.

Damit kommen wir zurück auf unsere Frage: Woran merken wir, dass wir auf unserem Weg vorankommen? Ganz einfach: an der Freude, die wir empfinden.

DAS ATMEN

Unser Leben beginnt mit dem ersten Atemzug. Dann atmen wir ungefähr 21 600 Mal am Tag, etwa achtzig Jahre lang. Das macht sechshundertdreißig Millionen Atemzüge in einem durchschnittlich langen Leben. Dann hauchen wir es buchstäblich aus.

So wie wir mit dem ersten Atemzug die Bühne der Welt betreten, gehen wir mit dem letzten Atemzug in eine andere. Die Yogis denken, dass jeder Mensch am Anfang seines Lebens eine bestimmte Menge an Atemzügen »mitbekommt«. Wenn er sie nicht verschleudert, sondern ihre Qualität erhöht, indem er sie durch Übung und Bewusstheit verfeinert und verlängert, steigert er seine Lebensqualität und Lebensdauer. Dieses bewusste Atmen, Verfeinern und Verlängern heißt im Yoga *Pranayama*.

Wir atmen normalerweise ganz von selbst, ganz automatisch – unbewusst. Das ist natürlich gut so, weil wir uns nicht bei allem, was wir tun, zugleich darauf konzentrieren können, wie wir am besten atmen sollten. Ein gesunder Organismus weiß im Prinzip, wie er atmen muss. (Niemand atmet besser als ein Baby!) Aber allzu oft atmen wir auch ungesund. Schuld daran sind unsere Lebensweise und die vielen Stressoren, denen wir täglich ausgesetzt sind. Wir atmen zu schnell, zu viel in die Brust und zu wenig nach unten in die Tiefe.

Der Atem verbindet uns mehr als irgendetwas sonst mit der äußeren Welt. Der erste lebensnotwendige Akt des Kindes nach der Geburt ist sein vitaler Schrei. Mit dieser ersten Belüftung des feinen Lungengewebes beginnt die Existenz in der äußeren Welt. Nicht mehr zu atmen, bedeutet den Tod, und so rührt die Angst zu ersticken an die tiefsten Ebenen unseres Geistes. Das Atmen ist dabei der einzige vitale Prozess, den unser Körper automatisch sicherstellt und uns dennoch die bewusste Kontrolle darüber ermöglicht. Man sieht: Atem, Geist und Körper sind aufs innigste miteinander verwoben, der Atem bildet eine Brücke zwischen Körper und Geist. Und die Arbeit mit dem Atem hat profunde Wirkungen – nicht nur deshalb, weil wir mit der Luft den lebensnotwendigen Sauerstoff aufnehmen, sondern weil aus der Sicht des Yoga die Luft der wichtigste Träger von Lebensenergie, Prana ist. Sanftes, achtsames Atmen beruhigt den Geist und versorgt uns mit Energie. Patanjali sagt:

> Der Geist kommt zur Ruhe, indem wir die Atmung
> kontrollieren, vor allem, wenn wir den Fokus
> auf die Ausatmung legen und auf die Stille, die ihr folgt.

Yoga-Nidra ist eine Praxis, die aus mehreren Bausteinen besteht. Einer dieser Bausteine ist die Atmung. Die Übungen widmen sich dem Atem auf zweierlei Weise: zum einen durch das reine Zusehen, das Beobachten unserer natürlichen Atmung, ohne einzugreifen, ohne zu kontrollieren. Und zum anderen durch eine Übung, die über die Atmung den Energiekörper zugleich reinigen und ausgleichen will: die Wechselatmung *Prana Shuddhi.* Dabei üben wir eine sehr sanfte Kontrolle aus, indem wir abwechselnd durch unsere Nasenöffnungen atmen, und zwar rein mental. Anfangs müssen wir uns das noch vorstellen, doch nach kurzer Zeit schon werden wir es wirklich fühlen, weil es eben wirklich geschieht. Wenn Yogis diese Übung im Sitzen unter Zuhilfenahme ihrer Hände ausführen, heißt sie *Nadi Shodana*, das Reinigen der Nadis oder Energiewege. Im Kapitel über den Energiekörper werden wir noch mehr darüber erfahren, wie Yoga-Nidra unsere energetische Dimension anspricht.

Besonders intensiv kann die Wahrnehmung des Atems in der Endphase von Yoga-Nidra werden, in der Phase der Stille, wenn wir im Herz-Zentrum ruhen. Vielleicht haben Sie noch nie beobachtet, so sanft, weich und langsam zu atmen. Wie im Schlaf. Und tatsächlich: Sie werden feststellen, dass Sie schlafen, obgleich Sie wach sind, und einfach Freude über dieses Atemgefühl empfinden. Sie durchfluten Ihren Körper mit Prana, während Sie gleichzeitig mit Ihrer Aufmerksamkeit in der Mitte sind: im Herzen.

DIE AKTIVIERUNG UND BALANCIERUNG DES ENERGIEKÖRPERS

Dem Energiekörper ist ein eigenes Kapitel in diesem Buch gewidmet, deshalb hier nur ein paar Worte. Der Energiekörper hat eine eigene Anatomie und Physiologie. Er ist das Verbindungsglied von Körper und Geist und kann, wie wir gesagt haben, über den Atem sehr gut erreicht und ausbalanciert werden. Das Gleiche gilt für die zunehmende Körperbewusstheit, die sich durch die regelmäßige Praxis von Yoga-Nidra entwickelt: Sie werden bald die in Ihnen fließende Energie fühlen. Das ist nicht im metaphorischen oder psychologischen Sinne gemeint. Vielmehr bedeutet es, dass Sie ganz konkret eine Wahrnehmung für das Fließen von Energie entwickeln und so Ihren inneren oder »zweiten« Körper entdecken: Sie werden erfahren, dass Sie mehr sind als Ihr physischer Körper.

☯

MEDITATIONSBAUSTEINE

Yoga-Nidra besteht aus vollwertigen Bausteinen, und diese können Sie auch in der Sitzmeditation oder ganz einfach im Alltag anwenden:

- Die Atemübungen stellen eine eigenständige Pranayama-Praxis dar.
- Das Atmen durch die Energiezentren ist eine vollständige Chakra-Meditation.

- Das Ruhen im Herz-Zentrum ist ebenfalls eine eigenständige Meditationspraxis.
- Eine schnelle Reise durch den Körper, eine Art »Bodyscan«, lässt sich in zwei bis drei Minuten im Sitzen oder Stehen durchführen.

Mit anderen Worten: Yoga-Nidra ist eine Komposition erlesener Blüten aus der Welt der Meditationstechniken, die wir jederzeit nutzen können. Wir erlernen diese Übungen nebenbei, »im Schlaf«. So gibt Ihnen Yoga-Nidra, wenn Sie denn wollen, viel mehr als »nur« Nidra: nämlich ein vollständiges Meditationswerkzeug.

YOGA-NIDRA ALS TOR ZU ANDEREN BEWUSSTSEINSZUSTÄNDEN

Die regelmäßige Herbeiführung einer so tiefen Entspannung, wie Yoga-Nidra sie ermöglicht, kann zu Bewusstseinszuständen führen, die wir bislang noch nicht kannten oder nicht für möglich hielten. Natürlich geschieht das nur, wenn wir diese Zustände bewusst anstreben, beispielsweise das luzide Träumen, das in der tibetischen Bön-Tradition eine wichtige Rolle spielt, oder den Klartraum. Beide sind eng verwandt mit dem Phänomen der außerkörperlichen Erfahrungen, dessen Existenz die Wissenschaft trotz unzähliger dokumentierter Erfahrungsberichte nach wie vor abstreitet. Ebenso verhielt es sich beim luziden Traum, bis der Brite Keath Hearne einen solchen 1975 in einem Experiment an der *University of Hall* in England nachweisen konnte. Beides – luzider Traum und außerkörperliche Erfahrungen – sind Möglichkeiten, unsere Bewusstheit in völlig neue, uns bisher unbekannte Reiche auszudehnen und uns zu wichtigen Erkenntnissen zu führen. So zum Beispiel tritt die Kontinuität verschiedener Bewusstseinszustände zutage, was heißt, einer fließt in den anderen. Immer deutlicher stellt sich heraus, dass Wachen, Träumen und Schlafen viel näher beieinanderliegen, als wir bislang annahmen, und damit steht die Frage im Raum, wie fest, sicher und real unsere Alltagserfahrung eigentlich ist. Vor allem aber: Wir *erfahren*, dass wir mehr sind als nur unser Körper – was etwas ganz anderes ist, als bloß daran zu *glauben*; denn Erkenntnis, die aus Erfahrung kommt, ist existenziell, nicht bloß intellektuell. Traum und Tiefschlaf charakterisiert auch Patanjali als mögliche Sprungbretter zur Selbsterkenntnis:

> Auch die Konzentration auf die Erfahrung des Träumens
> oder des Tiefschlafs bringt den Geist zur Ruhe.

Den »Geist zur Ruhe zu bringen« ist für Patanjali gleichbedeutend mit der Erfahrung von Yoga, Selbstverwirklichung. An anderer Stelle thematisiert er auch die außerkörperliche Erfahrung:

> Bei diesem »Großen Sein ohne Körper« tritt
> das Bewusstsein nicht nur als Vorstellung
> aus dem Körper, sondern wirklich.
> Dies bewirkt, dass der Schleier verschwindet,
> der das Licht verhüllt.

Luzide Träume und außerkörperliche Erfahrungen sind nicht Yoga-Nidra. Doch wer diese faszinierenden Aspekte unseres Bewusstseins erfahren will, wird schnell feststellen, dass eine totale körperliche und emotionale Entspannung die wichtigste Voraussetzung dafür ist. Es gibt viele Techniken, um Entspannung herbeizuführen – Yoga-Nidra ist sicher eine der einfachsten und mächtigsten zugleich und damit ein Türöffner zu erweiterten Zuständen unseres Bewusstseins.

DER SCHLAF ALS ZUSTAND »OHNE ICH«

Man nennt den Schlaf den kleinen Bruder des Todes. Und im tiefen Schlaf stirbt jede Nacht tatsächlich etwas von uns, um am Morgen wieder neu geboren zu werden: unser Ich. Im Traum ist das anders. Dort sind wir weiter lebendig und sehr aktiv – ein Ich in einer Traumwelt, die von ihm getrennt ist. Die ganze Zweischneidigkeit des Lebens, der *Dualismus,* wie man auch sagt, ist vollständig präsent: Hier bin ich, dort ist die Welt, dieses mag ich, jenes nicht; im Traum erleben wir eine Welt aus Freud und Leid, genau wie im Wachzustand, wenn auch die Gesetzmäßigkeiten ganz andere sein mögen und wir nicht den physischen Begrenzungen des Wachbewusstseins unterliegen. Im Tiefschlaf jedoch lassen wir all das fallen: Unser Ich stirbt. Der lebendige Geist ist dann »im Vergessen versunken«, wie Ramana Maharshi sagt. Jede Nacht begeben wir uns aufs Neue – gern und ohne Angst – in eine Situation, in welcher wir alle Konzepte darüber verlieren, wer oder was wir sind. Wir selbst und die kleine Welt, in der wir leben, verschwinden: Im tiefen Schlaf haben wir keinen Beruf, kein Geld, keine Familie, keinen Besitz, keine Gedanken, Hoffnungen oder Ängste, keine Sorgen, keine Wünsche, keine Träume, keinen Körper. Nichts. Nur weite, offene Leere, die zugleich absolute Fülle ist. Reines Sein. Totale Wunschlosigkeit. Deshalb ist der Tiefschlaf so erholsam – wir erholen uns von unserem Ich, von der kräftezehrenden täglichen Anstrengung, uns zu schützen, die unser Ego uns abverlangt. *Weisheit* nannte Ramana Maharshi das. Im Grunde ist das der Zustand spiritueller Selbstverwirklichung – wenn wir ihn nur bewusst erfahren könnten. Das *Yoga Vasishtha,* ein voluminöses Werk aus dem elften Jahrhundert, sagt:

> Für den Weisen gibt es kein Ich und keine Welt.
> Seine Sicht der Welt ist unbeschreiblich wundervoll.

Der tiefe Schlaf führt uns ganz nahe an das heran, was man im Yoga Samadhi nennt. Dabei verschmelzen drei Dinge zu einem einzigen Sein: das Objekt der Erfahrung, der Prozess der Erfahrung und der Erfahrende selbst. Einfacher ausgedrückt, wir erfahren nicht nur die Stille, wir *werden* sie in völliger Bewusstheit. Noch ein Satz aus dem *Yoga Vasishtha* über die Glückseligkeit der Selbstverwirklichung und ihre Beziehung zum Schlaf:

> Im Zustand der Selbstverwirklichung ist der Weise
> eingetaucht in größte Glückseligkeit, und er lebt,
> als wäre er im tiefen Schlaf.

Yoga-Nidra geht es also, wie wir sehen, um das ganz große Ziel. Doch selbst noch weit davon entfernt, auf dem Weg bereits, bereichert und entspannt es unser Leben nachhaltig.

Wir müssen nicht nach dem Höchsten streben, um die heilsame Wirkung dieser Übung zu erfahren. Sie tut einfach gut und macht Freude. Schon allein deshalb lohnt es sich, sie auszuprobieren.

☯

DIE VIER ZUSTÄNDE UNSERES BEWUSSTSEINS

Der indische Weise Shankara (788–820 n. Chr.) sagte einmal, wer nur eine einzige der 108 Upanishaden studieren wolle, der solle sich der *Mandukya-Upanishad* zuwenden. Die Upanishaden bilden den abschließenden, esoterischen Teil der vedischen Literatur. *Upanishad* meint: *zu Füßen des Lehrers sitzen.* Wir können ergänzen: *und seine Lehre empfangen.* Spirituelles Wissen wurde im alten Indien lange Zeit nur mündlich von Lehrer zu Schüler weitergegeben, ehe man begann, es aufzuschreiben. Die *Mandukya* ist die kürzeste aller Upanishaden. Sie hat nur zwölf Verse (am Ende dieses Buches finden Sie ihren Text in vollständiger Übertragung). Obwohl sie so kurz ist, gilt sie als die wichtigste. Sie beginnt mit den Worten:

Das ganze All ist die Silbe OM.

Der Klang oder die Schwingung OM ist die Kurzform von AUM. Die *Mandukya-Upanishad* sieht in diesem Klang alles Sein beschlossen: Vergangenheit, Gegenwart und Zukunft, Zeit, Raum und Ursache. OM steht für den Anfang, das Werden und die Auflösung der Schöpfung. Mit anderen Worten, für die Absolute Wirklichkeit – welchen Namen wir dieser auch geben wollen: Brahman, Gott, Wahrheit, Tao, Reines Bewusstsein. Das Bild vom Klang oder Wort als Anfang der Schöpfung begegnet uns auch in anderen Schriften, so zum Beispiel im *Johannes-Evangelium*, wo es heißt: »Im Anfang war das Wort, und das Wort war bei Gott, und Gott war das Wort.« Und der Schöpfungsbericht, die *Genesis*, beginnt ebenfalls mit dem Wort, mit Klang also: »Gott sagt, es werde « Das All ist Klang, es ist Schwingung, man möchte fast sagen: Es ist Gottes Musik.

Die *Mandukya-Upanishad* ordnet den drei Klängen A, U und M die drei Bewusstseinszustände des Wachens, Träumens und Schlafens zu. Im Sanskrit heißen sie *Vaishvanara, Taijasa* und *Prajna.* Die Wissenschaft vom Energiekörper ergänzt dieses Bild und ordnet den drei Klängen und Bewusstseinszuständen bestimmte feinstoffliche Energiezentren zu. Wachzustand, Traum und Schlaf werden jeweils von Augenbrauen-, Hals- und Herz-Zentrum repräsentiert. Diese Vorstellung findet in der Yoga-Nidra-Praxis ganz konkrete Anwendung, indem die Stimme Sie über diese drei Chakras in die abschließende Phase der Stille hinein- und schließlich wieder aus ihr herausführt.

Schlaf, der dritte Zustand, ist die Dimension von *Prajna*, das heißt Weisheit. Die *Mandukya-Upanishad* sagt über den Schlaf:

In diesem Zustand gibt es weder Wünsche noch Träume.
Der Schläfer ist erfüllt von Glückseligkeit.

Jenseits von Wachen, Träumen und Schlafen liegt der vierte Zustand des Bewusstseins oder *Turiya*. Das ist der Zustand des Erleuchteten. Er ist das Ziel nicht nur des Yoga-Nidra, sondern aller spirituellen Wege:

Er ist unbegreiflich, unausdenkbar und unbeschreiblich.
Reines Bewusstsein, das Wahre Selbst,
die Auflösung aller Dinge.
Turiya ist still, vollkommen glückselig und unvergleichlich.
Verwirkliche diesen Zustand!

BEWUSSTSEINSZUSTÄNDE UND EEG

Die elektrische Aktivität unseres Gehirns kann man messen und als Elektroenzephalogramm (EEG) darstellen. Wie die Inder der Antike unterscheidet auch die westliche Wissenschaft mehrere Bewusstseinszustände, in denen jeweils bestimmte elektrische Schwingungen dominieren. Es ist dabei wichtig, sich klarzumachen, dass ein EEG-Wert rein gar nichts über die Erfahrung aussagt, die eine Person tatsächlich macht, deren Gehirnwellen gemessen werden. Die Zahl der elektrischen Schwingungen pro Sekunde erzählt uns noch lange keinen Traum, und der Fluss von Elektronen offenbart nicht unsere Gedanken.

BETA-ZUSTAND – Wenn wir wach sind, zeigt das EEG ein Wellenmuster, das man *Beta* nennt. Es entspricht einer Frequenz von etwa 14 bis 40 Hertz (Hz), das heißt: Pro Sekunde lassen sich zwischen 14 und 40 elektrische Schwingungszyklen messen. Das Beta-Spektrum umfasst die ganze Bandbreite von der entspannten, nach außen gerichteten Aufmerksamkeit bis hin zu Stress, Angst und Hyperaktivität:

- Im unteren bis mittleren Schwingungsbereich liegt *Beta-1* (14–23 Hz). Dort findet das klare, logische und lineare Denken statt.
- *Beta-2* (24–34 Hz) zeigt sich bei Übererregung, wie zum Beispiel Sorge oder Angst.
- Der höchste Beta-Bereich (35–40 Hz) wird auch *Gamma-Band* genannt und gilt als ein Bereich, in dem kognitive Höchstleistungen stattfinden. Einen noch höheren Gamma-Bereich (bis 80 Hz) konnte man in jüngerer Zeit bei tibetischen Mönchen messen, während sie eine Meditationsform des Mitgefühls praktizierten. Ihre Gehirnaktivität zeigte ein besonders hohes Maß an Kohärenz, ein harmonisches »Feuern« der Neuronen, einhergehend mit einem besonders starken Glücksgefühl.

Diese Gamma-Band-Messungen waren die höchsten, die man je bei Menschen wissenschaftlich nachweisen konnte.

ALPHAZUSTAND – Eine niedrigere Schwingung weist der *Alpha-Zustand* auf (8–13 Hz), der zwischen Wachen und Einschlafen liegt. Auch in der Meditation kann er auftreten. Der Bewusstseinsforscher Robert Monroe (1915–1995) prägte hierfür den Ausdruck *mind awake – body asleep*: Der Geist ist wach, der Körper sehr entspannt oder auch leicht schlafend. Für Monroe war dieser Zustand ein Sprungbrett zu erweiterten Bewusstseinszuständen wie luzides Träumen und außerkörperliche Erfahrungen. Die Zunahme einer Alpha-Wellen-Aktivität im Gehirn wirkt sich außerordentlich positiv auf unsere mentale Verfassung aus. Mögliche Folgen sind:

- Das Gefühl inneren Friedens
- Die Verringerung von Unruhe und Gefühlen der Sorge
- Ein allgemeines Wohlgefühl
- Die Verbesserung der Schlafqualität
- Eine Steigerung der allgemeinen Leistungsfähigkeit
- Die Stärkung der kognitiven Fähigkeiten
- Die Verbesserung von Durchblutung und Immunaktivität

Am Grenzbereich zum Traumzustand (bei 7 bis 9 Hz) liegt ein spezieller Alpha-Bereich, die so genannten *Mu-Wellen*. Sie werden mit außergewöhnlichen Einsichten und transformierenden Erfahrungen assoziiert. Zu den Mu-Wellen gehört zum Beispiel die *Schumann-Resonanz*, die bei 8 Hertz liegt (genau: 7,83 Hz). Sie wurde 1954 von Winfried Otto Schumann und Herbert König, die beide an der Technischen Universität München lehrten, entdeckt. Diese Schwingung entspricht der Frequenz des Erdmagnetfeldes, das seit Jahrmillionen auf alles Leben einwirkt.

Man schreibt dieser Schwingung einen positiven Einfluss auf die menschliche Psyche und Physiologie zu. Sie ist sozusagen der Puls des Planeten, ohne den wir nicht gesund bleiben können – der Herzschlag unserer Erde. Die NASA nutzte Schumann-Resonanz-Geräte übrigens, um Astronauten auf ihren Ausflügen ins All vor dem negativen Effekt des fehlenden Erdmagnetfeld-Einflusses zu schützen.

☯

THETA-ZUSTAND – Der *Theta-Zustand* schwingt noch tiefer (4–8 Hz). Er umfasst den Übergang zum Schlaf (Hypnagogie) und in den Traumzustand. In diesem Zustand haben wir Zugang zum nichtbewussten Material unserer Erinnerung. Es ist der geheimnisvolle Bereich, in dem wir frei assoziieren und plötzliche Einsichten haben können. Theta-Wellen treten auch in Phasen intensiver kreativer Arbeit auf.

☯

DELTA-ZUSTAND – Der Zustand des Tiefschlafs schließlich zeigt die langsamste Frequenz (1–4 Hz). Der Schlaf, Nidra, das wissen wir von Patanjali, hat die Leere zum Objekt. Dass ein gewisser Grad an Bewusstheit in diesem Zustand möglich ist, hat auch die westliche Wissenschaft mittlerweile erkannt. Der Zustand des Tiefschlafs ist heilsam. In ihm regeneriert sich unser Körper. Im Tiefschlaf sind wir verbunden mit unserer Essenz, ohne uns dessen bewusst zu sein. Und dieser Verbindung verdanken wir es, dass wir morgens erholt aufwachen.

Wenn wir nun versuchen, die Bewusstseinszustände der *Mandukya-Upanishad* mit den Wellenmustern des EEG in Übereinstimmung zu bringen, dann ergibt sich in etwa folgendes Bild:

- Das Beta- oder Wach-Bewusstsein entspricht *Vaishvanara.*
- Alpha und Theta, tiefe Entspannung und Traumbewusstsein, sind *Taijasa.*
- Delta, der tiefe, traumlose Schlaf, ist *Prajna.*
- Der Zielzustand des Yoga, *Turiya* oder »der Vierte«, ist der Wissenschaft unbekannt. Samadhi bleibt also ein Geheimnis.

Wie immer wir die unterschiedlichen Zustände unseres Bewusstseins auch nennen oder zuordnen mögen: Für unsere Yoga-Nidra-Praxis spielt das letztlich keine Rolle. Ganz sicher erfahren wir im Verlauf unseres Übens ohnehin alle Zustände: Wenn wir uns vorbereiten, sind wir wachbewusst, im Beta-Bereich. Dann leiten wir den Entspannungsprozess ein und gleiten tiefer und tiefer: Alpha … Theta … Delta …

DAS KONTINUUM DER BEWUSSTSEINSZUSTÄNDE

Die verschiedenen Bewusstseinszustände sind nicht mit Schlagbäumen abgrenzbar, vielmehr bilden sie ein Kontinuum, sie überlagern sich, und einer kann in den nächsten fließen. Wer schon einmal die Erfahrung eines luziden Traumes gemacht hat, kann das besonders leicht nachvollziehen: Ein anfänglicher Traum wird zu einem luziden, weil man *bemerkt*, dass man träumt – so wird man im Traum wachbewusst. Vom luziden Traum kann man in den unbewussten Traum zurücksinken oder zum normalen Wachzustand übergehen. Es gibt sogar ein so genanntes *falsches Erwachen:* Sie denken, Sie seien wach, bis Sie bemerken, dass Sie träumen, um dann »richtig« zu erwachen oder eventuell auch in ein weiteres falsches Erwachen zu gleiten. Dieser Prozess kann sich bis hin zu ganzen Ketten falschen Erwachens fortsetzen. Solche und andere spannende Erfahrungen können uns sehr viel über die Bewusstseinszustände und ihr Ineinanderfließen sagen. Wenn man im Traum wachbewusst sein kann, dann stellen sich im Hinblick auf die Wirklichkeit unseres normalen Wachzustandes wichtige Fragen: Ist er ebenfalls nur ein Traum? Oder ist der Traum mit seinen eigenen Gesetzmäßigkeiten, auf seine eigene Weise nicht ebenso real wie der Zustand des Wachbewusstseins? Eine Illusion nennt Letzteres die indische Tradition des *Advaita-Vedanta*, deren wichtigste Frage lautet: Wer bin ich?

HEILSAME WIRKUNGEN

Yoga-Nidra ist heilsam, weil es dem negativen Stress entgegenwirkt. Stress ist zum prägenden Merkmal und herausragenden Problem moderner Gesellschaften geworden, und »stressig« ist eines der Hauptattribute, das die Mehrzahl der Menschen ihrem Berufsleben zuschreibt. Dieser so vollkommen wahnsinnige Normzustand wurde im Jargon junger Menschen zum Synonym für Konflikt: Da fragt der Provozierte mit geballter Faust: »Willst du Stress machen, oder was?« Stress als ein Wort für Konflikt zu verstehen, birgt viel mehr Weisheit, als den Jugendlichen bewusst ist. Denn Stressoren sind Aggressoren. Stress greift uns an. Er macht uns krank auf allen Ebenen – mental, emotional und körperlich. Stress begünstigt die Entwicklung von Herzerkrankungen, Bluthochdruck und Schlaganfall. Er verursacht Asthma, Immunschwäche und sexuelle Funktionsstörungen. Er fördert den Krebs, Hauterkrankungen, Diabetes und Migräne. Stress führt zu Schlaflosigkeit, Darmerkrankungen und reduziert die geistige Leistungsfähigkeit. Stress löst Tinnitus, Frustration, Ängste, Depressionen und Burnout aus. Stress raubt uns die Energie und tötet unsere Lebensfreude.

Die Liste ließe sich nahezu beliebig verlängern, denn die makabre »80er-Regel« lautet: Stress ist für achtzig Prozent aller Erkrankungen verantwortlich. Und er hat in den letzten Jahren um achtzig Prozent zugenommen. Achtzig Prozent der Deutschen klagen über zu viel Stress. Gäbe es diese dreimal achtzig Prozent nicht, dann wären in der Regel fast alle gesund!

Der Körper reagiert auf Stress, als sei er in Lebensgefahr: Er schaltet alle Systeme auf Volllast und mobilisiert die letzten Reserven. Dies ist eigentlich ein biologisch vorgesehener und nützlicher Ausnahmezustand, um das Überleben in Bedrohungssituationen zu sichern. Doch der Ausnahmezustand wird in unser aller Leben zum Normalfall: Für das biologische System bedeutet zum Beispiel die Angst vor dem Chef dasselbe wie die Angst des Urzeitmenschen vor dem Säbelzahntiger. Der Körper und seine Chemie unterscheiden eben nicht zwischen Chef und Säbelzahntiger. Das kann nicht beliebig lang gut gehen. Überlastete Systeme werden krank und brechen schließlich zusammen. Mit anderen Worten: Gesellschaftlicher, beruflicher, familiärer, mentaler und emotionaler Überdruck ist ebenso tödlich wie der Säbelzahntiger, dessen letzter Vertreter vor zehntausend Jahren ausgestorben ist.

In einer so stressüberfluteten Welt ist Yoga-Nidra eine Insel der Stille. Ein Ort der Langsamkeit. Wir liegen auf dem Rücken, keine Bewegung. Und wir nehmen uns selbst wahr: das Schlagen unseres Herzens – schnell oder langsam, heftig oder sanft. Wir beobachten unseren Atem – rhythmisch oder nicht, flach oder tief, laut, leise, hart oder weich. Und wir dürfen sein, *wer* wir sind und *wie* wir sind. Kein Druck. Keine Kontrolle. Kein TunMüssen. Einfach nur Sein. Das heißt: kein Verstellen, keine Rollen, kein Anders-Sein, bloß Da-Sein. Fallenlassen. In Yoga-Nidra sind wir vollkommen authentisch. Deshalb tut Yoga-Nidra so gut. Es wirkt praktisch allen stressinduzierten Erkrankungen entgegen, allein deshalb, weil es dem Stress selbst entgegenwirkt. Yoga-Nidra greift somit auf einer *ursächlichen* und nicht bloß auf einer symptomatischen Ebene. Deshalb ist es heilsam.

KLARSTELLUNG

»Nidra«, so sagt Patanjali, »hat die Leere zum Objekt.« Daher habe ich in diesem Kapitel zu zeigen versucht, dass mentale Praktiken wie Traumarbeit, Visualisierungen, Autosuggestionen, Vorsätze, Wünsche und anderes nicht eigentlich Nidra sein können. Diese Deutung unterstützen die alten Schriften, vor allem die berühmte *Mandukya-Upanishad,* welche die Bewusstseinszustände Wachen, Träumen, Schlafen und schließlich Turiya, den unsagbaren vierten Zustand, zum Gegenstand hat.

Yoga-Nidra, so wie es Ihnen hier begegnet, entstammt der *himalayischen Tradition* des Yoga. Ihre Verbreitung im Westen ist vor allem mit dem Namen Swami Rama (1925–1996) verbunden, der 1971 das *Himalayan Institute* in den USA gründete. Die Himalaya-Tradition lehrt eine sehr klare und reine Form von Yoga-Nidra. Andere Traditionen, dies sei zur Klarstellung gesagt, lehren andere Methoden. Sehr bekannt wurde im Westen das Yoga-Nidra aus der Linie von Swami Satyananda Saraswati (1923–2009), dem Begründer der indischen *Bihar School of Yoga*, einer heute weltweit bekannten Yoga-Schule. Oft wird Yoga-Nidra sogar mit der *Satyananda-Tradition* gleichgesetzt. Satyananda lehrte eine Form, bei der Visualisierungen und Vorsätze einen ganz zentralen Stellenwert haben. Hier ist weder der Ort, noch habe ich die Absicht, Lehrtraditionen zu bewerten. Jede hat ihren Platz. Vielmehr ist es mein Anliegen, schlicht darauf *hinzuweisen,* dass – wie bei anderen Yogapraktiken auch – verschiedene Ansätze existieren. Zumeist vermisse ich leider in der Yogaliteratur solch klärende Hinweise; es besteht oft die Tendenz, eine bestimmte Praxis als »einzig wahre« darzustellen, manchmal auch verbunden mit einer fast kultischen Verehrung des Begründers der jeweiligen Linie. Immer wenn ich über solche Zeilen stolpere, meldet sich der »westliche Wissenschaftler« in mir, für den es ein Gebot der Integrität ist, für Klarheit zu sorgen und darauf hinzuweisen, dass es noch andere Wege gibt, die gleichermaßen Berechtigung haben.

Wenn Sie also bereits Yoga-Nidra der Satyananda-Tradition praktizieren – eine Tradition übrigens, der wir eine große Zahl ganz hervorragender Bücher verdanken –, dann betrachten Sie die hier präsentierte Form einfach als ein Angebot, Yoga-Nidra von einer anderen Seite kennenzulernen.

Für die konkrete Praxis sind Argumente zweitrangig. Entscheidend ist allein die Erfahrung, die Sie ganz persönlich machen. Ich selbst habe intensiv mit beiden Formen von Yoga-Nidra experimentiert und für mich erfahren, dass der Verzicht auf innere Bilder und Filme, Wünsche und Vorsätze während der Praxis befreiend und klärend wirkt. Das tägliche Leben vermittelt so unendlich viele Bilder und Eindrücke, es fordert jeden Tag neue Entscheidungen und Beschlüsse – da bin ich für die Frische und Reinheit, die aus der puren Wahrnehmung erwächst, sehr dankbar. Yoga-Nidra ist mein Ort der Leere. Eine Leere, die zugleich Fülle ist, die mich entspannt, die meine Kreativität nährt und mir Freude vermittelt. Eine Leere, in der ich atme und meinen Energiekörper spüre und reinige. Eine Leere, in die hinein ich mich ganz öffne und erweitere, ohne bestimmte Erwartungen damit zu verbinden. Eine Leere, die heilsam ist.

DER ABLAUF EINER YOGA-NIDRA-ÜBUNG

Durch die Yoga-Praxis kann das Ego über den
Zustand des unbewussten Schlafes hinausgehen
und eintreten in das traumlose
höchste Bewusstsein der ursprünglich
glückseligen Natur der Seele.

– Paramhansa Yogananda (1893–1952) –

Yoga-Nidra aus der Himalaya-Tradition ist hierzulande kaum bekannt. Nicht zuletzt daraus entspringt meine Motivation, mit diesem Buch einen kleinen Beitrag zu leisten, das zu ändern.

Für einen guten Übungsablauf ist es hilfreich, ein paar Dinge zu beachten. Das betrifft vor allem die äußeren Bedingungen während des Übens. Hierüber will Sie dieses Kapitel informieren. Zudem erfahren Sie etwas über die Körperhaltung und die »Technik« der Bewegungslosigkeit. Praktische Hilfsmittel können Ihre Yoga-Nidra-Praxis unterstützen.

Yoga-Nidra hat eine sehr klare und logische Struktur, die im Folgenden ebenfalls dargestellt wird. Das Wissen um die Struktur des Übungsablaufes wird Ihnen helfen, eigene Übungssequenzen zusammenzustellen, um Yoga-Nidra ganz auf Ihre Bedürfnisse hin zuzuschneiden.

ÄUSSERE BEDINGUNGEN

EINE GEEIGNETE ATMOSPHÄRE SCHAFFEN

- Üben Sie Yoga-Nidra an einem Ort, an dem Sie sich wohlfühlen. Es versteht sich von selbst, dass wir für meditative Übungen eine einigermaßen störungsfreie Atmosphäre brauchen.

- Ziehen Sie bequeme Kleidung an und legen Sie alles ab, was irgendwie stören könnte: Armbanduhr, Schmuck, Gürtel und so weiter. Nehmen Sie eventuell eine Decke; man kühlt leicht aus, wenn man bewegungslos liegt.

- Wenn möglich, dunkeln Sie den Raum ab. Die Dunkelheit regt unsere Zirbeldrüse – die physiologische Entsprechung unseres »Dritten Auges« oder *Ajna Chakras* – zur Produktion des Hormons *Melatonin* an, was den entspannenden Effekt der Übung steigert.

- Wenn Sie vor der Praxis Yoga oder andere energetisierende – nicht also ermüdende – Körperübungen machen, steigert das die Intensität von Yoga-Nidra. Der Energiekörper wird dann besonders gut erfahrbar.

- Praktizieren Sie Yoga-Nidra nicht unmittelbar nach dem Essen. Wenn der Magen voll ist, hat der Körper Verdauungsarbeit zu leisten, das Blut fließt verstärkt in den MagenDarm-Trakt, und unsere Wachheit lässt nach.

- Die optimale Zeit ist morgens nach dem Erwachen oder abends vor dem Einschlafen. Natürlich können Sie auch jederzeit untertags praktizieren. Ich selbst mag auch den Spätnachmittag oder frühen Abend, da gibt mir die Übung nach einem anstrengenden Tag nochmals Frische und Wachheit für den Rest des Tages.

- Üben Sie nicht, wenn Sie zu müde sind, es sei denn, Sie möchten Yoga-Nidra zum Einschlafen anwenden.

- Ihre Nase sollte frei sein. Hier kann ab und an eine Nasenspülung mit etwas Salzwasser sehr hilfreiche Dienste leisten. Nasenspülkännchen und Salzmischungen erhalten Sie vorgefertigt in jeder Apotheke. Die Yogis nennen die Nasenreinigung *Neti*. Sie beugt auch hervorragend Erkältungskrankheiten vor.

- Entleeren Sie vor der Praxis Ihre Blase.

DIE KÖRPERHALTUNG

Die klassische Yoga-Nidra-Haltung ist das Liegen auf dem Rücken, auch die »Totenhaltung« oder *Shavasana* genannt. Der Körper liegt dabei gerade ausgerichtet auf dem Boden, am besten auf einer Unterlage wie einer Yogamatte oder dem Teppich. Sie können Yoga-Nidra natürlich auch im Bett praktizieren, jedoch kann das von Nachteil für einen guten Übungsablauf sein: Wir haben uns selbst das ganze Leben lang dahingehend konditioniert, im Bett zu *schlafen.* Deshalb schlafen wir dort auch viel leichter ein als auf dem Boden. In Yoga-Nidra aber sollten wir nicht einfach einschlafen, sondern möglichst wachbewusst bleiben, während der Körper in die Tiefe hinein entspannt. Zudem ist die Haltung am Boden viel stabiler als im Bett. Weil Matratzen meist recht weich sind, sinkt der Körper ein, und eine gerade Ausrichtung der Wirbelsäule wird so verhindert. Probieren Sie es einfach aus. Erinnern wir uns noch einmal an die optimale Körperhaltung, wie sie Patanjali definierte:

> Die Meditationshaltung sollte stabil und angenehm sein.

Die Beine liegen bequem auseinander, und die Arme befinden sich in einem angenehmen Abstand zum Körper. Die Handflächen zeigen nach oben oder, wenn Sie es bequemer finden, auch nach unten. Wenn Ihr Körpergefühl Ihnen sagt, dass Sie die Hände besser auf die Brust legen sollten, dann können Sie das tun. Wichtig sind vor allem Nacken und Kopf: Achten Sie bitte darauf, dass sie gerade und bequem liegen. Benutzen Sie eventuell ein flaches Kissen, um den Nacken zu stützen und die Schultern zu entspannen.

Wenn es Ihnen sehr schwerfällt, flach auf dem Rücken zu liegen, experimentieren Sie mit einer etwas aufgerichteteren Haltung. Man kann Yoga-Nidra auch sehr gut in einem Liegestuhl oder Fernsehsessel ausüben. Wichtig ist, dass der ganze Körper unterstützt ist und die Haltung Sie nicht gleich in den Schlaf »zwingt«. Wenn Ihnen die Rückenlage grundsätzlich unangenehm sein sollte, können Sie es auch in der Seitenlage versuchen. Erfahrungsgemäß ist die Totenhaltung jedoch die beste, sie ist vollkommen symmetrisch und ausgeglichen, und unsere Gliedmaßen haben kaum Kontakt zum restlichen Körper je weniger Berührung, desto »körperloser« werden wir. Das Erreichen eines Gefühls der Körperlosigkeit während Yoga-Nidra oder anderer meditativer Übungen nennt die Wissenschaft *Dissoziation.* Es ist das Paradoxon der Meditation: Die vollkommen bewusste und achtsame Erfahrung des Körpers kann uns das Gefühl geben, ohne Körper zu sein. Wir nutzen also Körper und Wahrnehmung, um über beide hinauszugehen.

BEWEGUNGSLOSIGKEIT

Jede Sitzung beginnt mit einer kurzen vorbereitenden Phase, in der Sie an die wichtigen Aspekte der Körperhaltung erinnert werden. Diese ersten Minuten dienen dem optimalen Einrichten Ihrer Haltung, damit Sie so gut liegen, dass Sie sich während der weiteren Übung nicht weiter bewegen müssen. Wenn Sie sich nicht mehr bewegen und die Entspannungstechnik beginnen, werden Sie bald Ihren Körper kaum mehr spüren.

Die Bewegungslosigkeit ist zwar ein essenzieller Bestandteil von Yoga-Nidra, doch soll man hier gesunden Menschenverstand walten lassen. Wenn es Sie irgendwo juckt, zwickt oder Ihre Haltung unangenehm ist, korrigieren Sie das bitte. Wenn sich Schleim oder Speichel in der Mundhöhle sammeln, dann schlucken Sie natürlich. Ich sage das deshalb so explizit, weil ich auch schon Meditationsanleitungen erlebt habe, die den Eindruck vermitteln, die Bewegungslosigkeit müsse um jeden Preis aufrechterhalten werden selbst wenn um uns herum die Welt zusammenbricht. Das ist natürlich Unsinn. Die Unruhe, die ein Jucken erzeugt, gegen das man mental ankämpft, ist weit größer als ein kurzes Kratzen, um das Problem zu beheben. Mit der Zeit werden Sie ohnehin vertrauter mit der Bewegungslosigkeit, und diese kleinen Hindernisse nehmen ab.

Hilfreiches Zubehör

Es gibt einige Utensilien, die uns in der Yoga-Nidra-Praxis unterstützen können:

- Kopfhörer erhöhen die Störungsfreiheit, wenn sie ausreichend bequem sind. Heutzutage gibt es auch hochwertige

Produkte, die während des Betriebs Geräusche aus der Umgebung herausfiltern.

- Verwenden Sie bei Bedarf ein flaches Kissen, damit Nacken und Kopf entspannter liegen. Mittlerweile gibt es sogar Klangkissen mit eingebauten Lautsprechern. Wenn die Umgebungsgeräusche nicht sehr hoch sind, hat man eine akustische Qualität wie bei Kopfhörern, jedoch ohne jede mechanische Einengung.

- Probieren Sie auch einmal aus, wie sich flache Kissen unter den Knien für Sie anfühlen. Sie nehmen dadurch eine eventuelle Spannung aus der Kniekehle.

- Ich nutze gerne ein Augenkissen während meiner YogaNidra-Praxis: Es dunkelt völlig ab, selbst wenn es im Raum taghell ist. Zudem sorgt das angenehme Gewicht des Kissens dafür, dass die Augen ruhiger bleiben. Dies unterstützt die Stille während der Übung sehr gut.

☯

DER VERLAUF DER ÜBUNG

Die beiden etwa halbstündigen Audio-Anleitungen, die zu diesem Buch gehören, führen Sie in gleicher Grundstruktur, jedoch mit unterschiedlichen Techniken, durch fünf Phasen: Vorbereitung, erste Entspannung, komplette Entspannung, Reinigung des Energiekörpers und schließlich das eigentliche Yoga-Nidra.

VORBEREITUNG

In einer ersten Phase nehmen Sie die für Sie ideale Körperhaltung ein und bereiten sich äußerlich und mental auf die Übung vor. Sie werden dabei nochmals an alle wichtigen Punkte erinnert. Sollten Sie sich später eigene Übungsabläufe zusammenstellen (wichtige Tipps dazu gibt Ihnen das letzte Kapitel), dann bauen Sie die vorbereitende Phase bitte immer mit ein. Erfahrungsgemäß dauert es ein bis zwei Minuten, bis man wirklich bequem und entspannt liegt, Wirbelsäule und Nacken gerade ausgerichtet sind, Kopfhörer und Augenkissen optimal sitzen und nichts mehr zwickt, juckt oder sonstwie stört. Es ist ein wenig wie im Theater: Bevor es richtig losgeht, rutschen alle nochmals auf den Sitzen hin und her und räuspern sich. Dann wird es dunkel und still. Vorhang auf …

ERSTE ENTSPANNUNG

Nun wird eine erste Entspannung eingeleitet:

ÜBUNG 1 leitet Sie dazu an, sich Ihres ganzen Körpers – vom Kopf bis zu den Füßen – vollkommen bewusst zu werden. Das Wichtigste dabei ist: Auf welche Weise Sie Ihren Körper auch erfahren, es ist immer richtig. Sie können dabei nichts falsch machen.

ÜBUNG 2 nutzt zur ersten Entspannung eine grundlegende Atemübung. Sie beobachten Ihren natürlichen Atem, ohne Einfluss auf ihn zu nehmen, und folgen seiner Bewegung zwischen Bauch und Hals. Das ist für sich selbst genommen bereits eine vollständige Meditationsübung, die man auch im Sitzen ausüben kann. Die Atembeobachtung ist wohl die einfachste Meditation überhaupt, zugleich hat sie eine mächtige Wirkung auf unseren Geist: Sie lässt ihn stiller werden. Manche praktizieren ein Leben lang ausschließlich diese Meditationsmethode.

KOMPLETTE ENTSPANNUNG

Als Nächstes folgt eine tiefe körperliche Entspannung:

ÜBUNG 1 geleitet Sie systematisch von der Krone des Kopfes hinunter zu den Zehenspitzen und wieder zurück zur Krone des Kopfes. Diese Übung ist auch hervorragend geeignet, um eine Meditation im Sitzen einzuleiten und kann jederzeit und überall durchgeführt werden, um eine zügige Entspannung zu erreichen.

ÜBUNG 2 führt noch tiefer. Sie heißt *Shavayatra,* was so viel bedeutet wie »Reise durch den Körper«. Sie bewegen Ihre Aufmerksamkeit durch 61 Punkte des Körpers, darunter die wichtigsten Energiezentren. Beide Komplettentspannungen, in welchen die Aufmerksamkeit gezielt auf *einzelne Punkte* gelenkt wird, schließen mit der Wahrnehmung der *großen Teile* des Körpers und führen wieder hin zur Wahrnehmung des *ganzen Körpers.*

Je öfter Sie in gleicher, systematischer Weise durch Ihren Körper gehen, desto intensiver wird die entspannende Wirkung sein, und umso feiner wird Ihre Wahrnehmung werden. Wenn Sie beispielsweise zum ersten Mal die Spitze Ihres kleinen Zehs zu spüren versuchen, werden Sie kaum etwas fühlen. Doch mit der Zeit ändert sich das, und Sie beginnen, Dinge zu spüren, die Ihrer Wahrnehmung vorher nicht zugänglich waren: vielleicht ein feines Pulsieren, ein Kribbeln, Wärme oder eine innere Bewegung. Hier nochmals die wichtige Erinnerung: Wie immer Sie Ihren Körper erfahren, ist das in Ordnung! Ihre Sensibilität wird zunehmen, und bald werden Sie auch Ihre Energiezentren spüren können. Sie werden erleben, dass die Chakras ein wirklich erfahrbarer Teil Ihres Energiekörpers sind.

DEN ENERGIEKÖRPER REINIGEN

Die Nächste Phase der Übung
widmet sich der Energiearbeit:

ÜBUNG I leitet Sie an, eine Nasenwechselatmung zu praktizieren. Sie wirkt reinigend und harmonisierend auf die zwei »Hauptleitungen« des Energiekörpers, *Ida* und *Pingala*, in denen unsere Mental- und Vitalenergien fließen (mehr hierzu im nächsten Kapitel). Die Nasenwechselatmung erfolgt in Yoga-Nidra allein durch unsere mentale Aktivität, das heißt durch Aufmerksamkeit. Man nennt diese Technik *Prana Shuddhi* oder energetische Reinigung. Wenn Yogis diese Übung in der klassischen Meditationshaltung machen, verschließen sie dazu mit ihren Fingern abwechselnd die linke und die rechte Nasenöffnung. Diese Praxis nennt sich *Nadi Shodana*, das Reinigen der Energiewege, und sie ist eine der wichtigsten *Pranayama-Techniken.* Pranayama ist die Kunst, durch Arbeit mit dem Atem Prana aufzunehmen und energetische Blockaden zu lösen. Sie kommt in vielen Variationen vor und wird nicht nur im klassischen Yoga geübt, sondern auch in anderen Traditionen.

Die Nasenwechselatmung kann ebenso wie die Atembeobachtung als eigenständige Meditationsmethode praktiziert werden.

ÜBUNG 2 heißt *Shitali Karana,* die »Übung des aufsteigenden Atems«. Aufgrund ihres intensiv stressreduzierenden Effekts ist sie heilsam und wohltuend. Sie atmen dabei durch den ganzen Körper, durch seine Gelenke und Energiezentren. Es ist eine sehr tiefe Übung, die ebenfalls als eigenständige Methode praktiziert werden kann. In technischer Hinsicht ist sie wohl die »schwierigste« der Yoga-Nidra-Übungen, und es benötigt etwas Zeit, bis man mit ihr vertraut geworden ist. Nach allem, was Sie bis hierher gelesen haben, sollte Ihnen aber klar sein: Sie werden geführt. Sie müssen sich nichts merken, Ihre Wahrnehmung wird sich von selbst einstellen, und die regelmäßige Praxis geht Ihnen automatisch in Fleisch und Blut über, ganz mühelos. Später werden Sie alle Übungen auch ohne Führung machen können. Dennoch werden Sie auch als erfahrener Yoga-Nidra-Übender feststellen, dass es immer wieder schön sein kann, sich führen und fallenzulassen.

YOGA-NIDRA

In der letzten Phase werden Sie in das eigentliche Yoga-Nidra geführt: das Ruhen im Herz-Zentrum. Sie lassen sich ganz dort hineinfallen und entspannen in tiefer Stille und sanfter Dunkelheit. Nichts sonst. Diese Minuten können vergehen wie im Flug, oder sie dauern eine kleine Ewigkeit Zeit ist relativ.

Ihr Körper ist zutiefst entspannt. Wenn Sie nicht eingeschlafen sind, können die Gedanken umso lebendiger erscheinen. Erwarten Sie nichts. Lassen Sie einfach zu, was geschieht. Scheinbar Vergessenes kann wieder an die Oberfläche des Geistes kommen. Sehen Sie zu, doch urteilen Sie nicht. Beobachten Sie, was Ihr Geist so treibt, doch halten Sie an keinem Gedanken fest. Nehmen Sie die Stille wahr. Nichts tun. Nur sein. Der Höhepunkt von Yoga-Nidra ist zugleich der tiefste Punkt. Leere. Bewusst erfahrener Schlaf.

FREIHEIT UND OFFENE WEITE

Yoga-Nidra ist eine Übung in Gewahrsein, eine Ausdehnung des Bewusstseins. Es geht um vollkommene Offenheit, statt ums »Machen«. Wir überlassen uns ganz dem Prozess, ohne unseren Geist stark zu konzentrieren. Starke Konzentration kann natürlich ein Weg in die Tiefe sein, und viele Meditationsmethoden erfordern das. Doch es ist nicht Yoga-Nidra, bei dem es darum geht, sich zu öffnen, zu weiten. Deshalb ist Yoga-Nidra so einfach. Die jahrtausendealte Praxis des Nyasa, auf die Yoga-Nidra zurückgeht, ist eine tantrische Übung. Das Wort *Tantra* ist eine Verbindung aus den zwei Sanskritworten *tanoti,* Ausdehnung, und *trayata,* Befreiung. Yoga-Nidra *ist* Tantra: Es ist Freiheit und offene Weite.

DER ENERGIEKÖRPER

Prana ist die Lebensenergie aller Wesen –
es ist universelles Leben.

– Taittiriya-Upanishad –

ENERGIE UND BEWUSSTSEIN

Alles ist Energie. *Prana* nennt sie die Philosophie des Yoga, *Chi* heißt sie in China, *Ki* in Japan und *Lung* in Tibet. Die Polynesier nennen sie *Mana,* und amerikanische Indianer sprechen von *Orenda.* Kein Geschehen in den Weiten des Alls kommt ohne Energie aus. Im *weitesten* Sinne ist Prana die Summe der Energie in Makro- und Mikrokosmos. In unendlich vielen Formen begegnet sie uns, alles durchdringt sie. Prana bewegt die Galaxien. Prana ist die Gravitation des Mondes und das Anbranden der Meereswellen, ist Wind, Sturm und das Rauschen der Flüsse. Im *engeren* Sinne ist Prana biologische oder *bioplasmatische* Energie. Der österreichische Arzt und Psychoanalytiker Wilhelm Reich (1897–1957) nannte diese Kraft *Orgon,* biologische oder primordiale kosmische Energie. Unser Herzschlag, die Atmung, das Feuer unserer Verdauung, selbst die Energie von Gedanken und Gefühlen: Alles das ist Prana. Eine Form von Energie kann in eine andere übergehen; chemische Energie kann in elektrische und Bewegungsenergie kann in Wärme umgewandelt werden. Sogar Masse ist bloß Energie, und zwar hoch verdichtete. Spalten wir kleinste Materieteilchen, dann ist ihre Kraft vernichtend. Wenn wir also sagen: »Alles ist Energie« oder »Alles schwingt!«, wie der indische Mystiker Kabir (um 1440 bis 1516) es formulierte, dann ist das kein »esoterisches Gerede«, sondern Fakt. Dass sich die vielen Formen von Kraft oder Energie ineinander umwandeln lassen, ist für die Yogis immer schon eine Selbstverständlichkeit gewesen. In der westlichen Wissenschaft aber wusste man das lange Zeit nicht. Ratlos stand man der großen Vielfalt von Kräftephänomenen gegenüber, ohne eine Ahnung zu haben, wie all das zusammenhängt. Erst im 19. und 20. Jahrhundert führten große wissenschaftliche Durchbrüche zur Erkenntnis und Bestätigung dessen, was die Yoga-Philosophie seit Jahrtausenden lehrt, nämlich dass jede Form von Energie eben nur eines ist: Kraft. Oder Prana. Michael Faraday (1791 1867) gelang es, elektrische in mechanische Energie umzuwandeln, und James Maxwell (1831–1879) überführte elektrische in magnetische Energie. Als er dann die These aufstellte, dass auch Licht Energie sein müsse, lachte ihn die wissenschaftliche Zunft aus. Den Beweis für Maxwells These erbrachte schließlich Albert Einstein (1879–1955). Mehr noch: Einstein zeigte, dass auch Materie Energie ist. Die Denk-Energie praktisch orientierter Ingenieure und Politiker wandelte diese Erkenntnisse in die Bewegungsenergie von Motoren um, in die elektrische Energie der Kraftwerke und in die Vernichtungsenergie von Bomben. Auch Gedanken und Gefühle sind nur eine Ausdrucksform von Energie. In welche Richtung sie sich bewegen, entscheidet darüber, in welcher Welt wir leben.

In gewisser Weise sind Physiker wie Mystiker: Sie suchen nach dem Urgrund des Seins, nach der Einheit, der die Vielfalt entspringt, nach der formlosen Quelle der unendlich vielen Formen, nach dem ruhenden Aspekt hinter aller Dynamik. Philosophisch gesagt: nach der Ewigkeit hinter dem Vergänglichen. Der zeitgenössische indische Quantenphysiker Amit Goswami ist nicht der einzige Wissenschaftler, der als des Rätsels Lösung dasjenige vermutet, was *Samkhya*, die Philosophie des Yoga, immer schon lehrte: Bewusstsein. Reines Bewusstsein.

Dieses Bewusstsein heißt in der Sprache des Yoga *Purusha*. Der Wortbedeutung nach ist Purusha »der oder das, was in uns wohnt«. Wir können es Seele nennen. Doch müssen wir dann klärend hinzufügen: nicht so, wie die christliche Kirche den Begriff versteht; dort meint man mit Seele *Psyche*. Die Psyche kennt man auch im Yoga als so genannten feinstofflichen Körper oder *Sukshma Sharira*. Purusha jedoch liegt jenseits davon. Purusha hat einen kosmischen, transzendenten Aspekt. Als solcher ist er eins mit der Quelle, der die Schöpfung entspringt. Und Purusha hat einen individuellen oder immanenten Aspekt als die Bewusstheit, die dem Lebendigen innewohnt, unser Gewahrsein oder inneres Licht. So ist Purusha gewissermaßen »Gottes Funke«, der in uns allen leuchtet. Und das ganze All ist »Gottes Gedanke« – die Energie seiner Bewusstheit.

Bewusstsein und Energie gehören zusammen wie das Feuer und die Hitze. Jeder Gedanke hat einen energetischen Aspekt. Ist er stark und anhaltend genug, wird Wirklichkeit, was wir denken. Die Welt, die Menschen sich geschaffen haben, mit all dem Guten und Schlechten darin, ist das Ergebnis ihrer mentalen Struktur und der entsprechenden Kanalisierung von Energie: Unser Denken und das dadurch erzeugte Verhalten zerstören die Welt oder heilen sie. Die menschliche Freiheit besteht in der Freiheit der Wahl, wie und was wir denken wollen. Dieses Denken übersetzt sich in die Welt, deren Teil wir sind. Deshalb ist so bedeutsam, was wir denken. Selbst das Größte, was Menschen je unternommen haben oder unternehmen werden: Alles beginnt mit einem Gedanken.

☯

MEHR ALS DER PHYSISCHE KÖRPER

DIE FÜNF DIMENSIONEN UNSERES SEINS

Der Energie- oder Pranakörper, um den es in diesem Kapitel geht, ist die Gesamtheit der energetischen Strukturen unseres Körpers. Die Yoga-Philosophie beschreibt den Menschen als eine Ganzheit aus sich überlagernden Ebenen, den *Koshas,* und der Pranakörper ist einer von fünf Schichten oder Dimensionen:

- Wir sind Wesen aus Fleisch und Blut – der physische Körper.
- Wir haben ein Energieversorgungssystem – der Energie- oder Pranakörper.
- Wir sind ausgestattet mit der Fähigkeit wahrzunehmen, zu fühlen und zu denken, Erinnerungen zu speichern und mit der Umwelt zu kommunizieren – der Mentalkörper.
- Wir verfügen über Intuition und innere Weisheit – der Weisheitskörper.

- Das Innere unseres Seins ist Glück – der Glückseligkeitskörper.

Und jenseits des Glückseligkeitskörpers liegt die Essenz – Purusha. Die äußeren Schichten verdecken oder verdunkeln die tiefer liegenden Koshas: Solange wir primär auf unseren Körper, die äußerste, grobstoffliche Ebene, fokussiert sind, haben wir keinen Zugang zu der tiefer liegenden Energie-Ebene. Um zu ihr durchzudringen, müssen wir unsere Wahrnehmung verfeinern, also *unsere Bewusstheit ausdehnen.* Das geschieht in Yoga-Nidra durch die Verbindung von vollkommener Bewegungslosigkeit und systematischen Entspannungstechniken.

Um zu unseren Gedanken und Gefühlen, der dritten Ebene, Zugang zu finden, müssen wir unsere Bewusstheit weiter ausdehnen als üblich. Meist ist es doch so: Ob wir uns freuen oder ärgern, lachen oder weinen, Leidenschaft, Groll oder Sorge erleben – fast immer sind wir ganz darin verstrickt. Wir haben weder inneren Abstand zu diesen Vorgängen noch Kontrolle über sie. Gedanken *geschehen uns.* Wir werden mehr gedacht, als dass wir denken, wie es Eckhart Tolle in einem Vortrag einmal formulierte. Und die Energie der Gedanken mobilisiert die Energie unserer Gefühle: Wenn wir schon morgens auf dem Weg zur Arbeit an unseren aktuellen »liebsten Feind« denken, kann das eine ganze Kette von unangenehmen Emotionen auslösen. Gedanken verändern den Energiekörper, mit entsprechenden Auswirkungen auf die Biologie. Der physische Körper reagiert auf negative Gedanken, als würde er angegriffen: Er schüttet Stresshormone aus, Herzschlag und Atmung beschleunigen sich, und der Blutdruck steigt, die Haut wird feucht, die Neuronen feuern wie wild, und der Muskeltonus nimmt zu. Mit anderen Worten: Es herrscht Hochspannung. Wir sollten unsere Gedanken also nicht ohne weiteres »unbeaufsichtigt« lassen, denn sie können uns großen Schaden zufügen. Allerdings ist das viel leichter gesagt als getan. Genau hier helfen Übungen in Achtsamkeit wie Yoga-Nidra: Wenn Sie vollkommen entspannt und »körperlos« auf dem Boden liegen, werden Sie Ihren Geist vielleicht immer noch tanzen sehen – doch führt er den Tanz nicht mehr an. Die Gedanken und die sie begleitenden Gefühle ziehen vielmehr vor Ihrem inneren Auge vorüber wie die Wolken am Himmel. *Sie nehmen sie einfach wahr.* Kein Leugnen. Kein Unterdrücken. Kein Urteilen. Und auch kein Hängenbleiben. So können sich die Gedanken auflösen. Hinter den Wolken ist klarer Himmel. Hinter den Gedanken ist Stille. Wenn wir sie beobachten, sind wir nicht mehr so sehr in sie verstrickt. Anstatt vom Denken benutzt zu werden, schauen wir dessen Geschöpfe an – und lassen sie los.

Wenn es uns mit der Zeit dann immer besser gelingt, etwas davon in unseren Alltag hineinzutragen, werden wir achtsamer: Wir *bemerken,* dass wir denken. Wir lernen zu erkennen, welche Gedanken hilfreich sind und welche nicht. Wir verändern die Perspektive und werden zum Beobachter. Der Perspektiv-Wechsel verringert die *Identifikation* mit unseren Wahrnehmungen, Gedanken und Gefühlen.

Das Phänomen der Identifikation mit den mentalen Mustern nennt die indische Philosophie *Anhaftung*. Sie hindert uns daran, zu den tieferen Ebenen von Weisheit und Glück vorzudringen. Die Anhaftung aufzugeben, ist der psychologische Kern aller spirituellen Botschaften. So meint das »Armsein im Geiste«, über das Jesus in der Bergpredigt sprach, genau das: Loslassen, sich vom unkontrollierten Denken, Meinen, Urteilen, Wollen und Nichtwollen lösen. Sich leer machen. Den Kopf ausmisten! Auch der Ausspruch vom Reichen und dem Kamel transportiert die gleiche Botschaft: Eher noch ginge ein Kamel durch ein Nadelöhr, sagte Jesus, als dass ein Reicher (also einer, der nicht losgelassen hat) in den Himmel käme. Mit anderen Worten, ohne Loslassen kein Himmel, sondern Leid. Anhaftung bedeutet Schmerz. Es sei nochmals an Patanjalis Definition von Yoga als dem Zur-Ruhe-Kommen der mentalen Muster erinnert.

Es geschieht, wenn Fehlidentifikationen losgelassen werden:

Yoga ist das Zur-Ruhe-Kommen
der dauernd sich verändernden mentalen Muster.
Dann ruht der Seher in sich selbst:
Dies ist Selbstverwirklichung.

In der Endphase jeder Yoga-Nidra-Übung, wenn Sie im Herz-Zentrum ruhen, passiert eben dies: Sie leeren und öffnen sich für die reinigende Stille. Sie lassen los. Jesus brachte diese wunderbare Botschaft des Loslassens im *Thomas-Evangelium* so kurz und treffend auf den Punkt wie kein anderer. Nur zwei Worte brauchte er: »Werdet Vorübergehende.« Im Tiefschlaf gelingt uns dies auf extreme Weise, wenn wir »Urlaub von uns selbst« machen. In Yoga-Nidra streben wir an, diesen Vorgang bewusst zu erleben.

DIE WEGE DER ENERGIE

Die Wege, auf denen die Energie durch unseren Körper fließt, nennt man im Yoga *Nadis*, das heißt wörtlich: Ströme oder Flüsse. In der chinesischen Heilkunst heißen sie *Meridiane,* in Tibet *Tsa.* Angeblich gibt es 72 000 davon. Die östliche Philosophie gebraucht gern große Zahlen, um das Zahllose auszudrücken. So sprach Buddha von 84 000 Wegen, die zur Erleuchtung führen sollen. Und im Taoismus nennt man die unendliche Formenvielfalt des Kosmos »die Welt der 10 000 Dinge«. Yogis sprechen also von 72 000 Nadis, und manche Schriften zählen sogar 350 000. Wahrscheinlich sind es noch viel mehr, kurzum: sehr viele eben.

Wenn der Chirurg den menschlichen Körper öffnet, kann er die Nadis nicht sehen. Sie sind nicht sichtbar, weil der feinstoffliche Energiekörper nicht mit den Augen wahrnehmbar ist. Die Tatsache, dass der Pranakörper visuell nicht erfassbar ist nicht einmal mit dem besten Rasterelektronenmikroskop auf der Erde , beweist natürlich in keiner Weise, dass er nicht existieren würde. Eine Analogie: Öffnet der Chirurg den Schädel seines Patienten, wird er mit Sicherheit keinen einzigen Gedanken darin finden können. Dennoch wird er kaum daran zweifeln, dass Gedanken existieren.

Bei energetischen Heilmethoden, wie zum Beispiel Akupunktur oder Akupressur, geht es um die Reinigung der Nadis, damit die Energien frei zirkulieren können, weil feinstoffliche Blockaden der Auslöser für physische Erkrankungen sind. Das gleiche Ziel verfolgen Praktiken wie Yoga, Qigong, Tai Chi und andere. Im zweiten Kapitel wurde deutlich, dass negativer Stress unzweifelhaft den größten Teil aller Erkrankungen verursacht. Die mentale Ebene verändert die energetische Ebene und beeinflusst über diese Brücke den physischen Körper bis hin zu gesundheitlichen Krisen mit tödlichem Ausgang. Auch die westliche Psychologie und Schulmedizin wissen um den schädlichen Einfluss, den negative Gedanken und Gefühle auf unsere Gesundheit haben. *Wie* jedoch Geist und Körper miteinander verbunden sind, das hat man bislang nicht herausfinden können. Dem westlich-materialistischen Weltbild zufolge erzeugt nach wie vor unser Gehirn ein Bewusstsein. Dieses Denken ist geprägt von René Descartes' (1596–1650) berühmtem Ausspruch: *Ich denke, also bin ich.* Bis heute konnte man freilich nicht erklären, wie das vonstatten gehen soll – wie kommt der Geist in die Maschine? Im Osten hat man immer anders gedacht. Dort lautet der Leitspruch: *Ich bin, also denke ich.* Purusha, reines Sein oder auch reines Bewusstsein, geht allem voraus. Und es äußert sich energetisch in der wandelbaren Formenvielfalt der Welt, zu der auch unser individueller Geist gehört: Unser Denken und Fühlen sind nur *eine* von unendlich vielen Ausdrucksformen reinen Bewusstseins. Deshalb kann man über Energiearbeit im Sinne des Auflösens von Blockaden auch heilen.

GLEICHGEWICHT

Unter den vielen Energieströmen sind drei von herausragender Bedeutung: *Ida, Pingala* und *Sushumna.* Ihre Ausbalancierung stellt den eigentlichen Kern aller yogischen Aktivitäten dar.

Ida verläuft auf der linken Seite der Wirbelsäule. Dort fließt Mentalenergie oder *Manas Shakti.* Ida werden folgende Qualitäten zugeschrieben: mentale Aktivität, Kreativität, Kühle, der Mond, die Farbe Blau und die Ausrichtung der Sinne nach innen. Ida ist die weibliche Seite des Menschen. Bekanntlich sind Körper und Gehirn »über Kreuz« miteinander vernetzt, und so korrespondiert dieser Energiestrom mit der rechten Seite des Gehirns, dem Ort kreativen Denkens und ganzheitlichen Erfassens. Ida kann in der yogischen Atem- und Energiearbeit über die linke Nasenöffnung angesprochen werden, so wie Pingala über die rechte erreicht wird. Dieser Strom ist das polare Gegenstück zu Ida: Er verläuft auf der rechten Seite der Wirbelsäule, korrespondiert mit der linken Gehirnhälfte und regiert demzufolge die rechte Körperseite. Durch Pingala fließt *Prana shakti,* Vitalenergie. Seine Qualitäten sind entsprechend: physische Aktivität, Sonne, Hitze, die Farbe Rot und die Ausrichtung der Sinne nach außen. Pingala steht für die maskuline Seite des Menschen.

Die Prinzipien des Mentalen und Vitalen, des Weiblichen und Männlichen in Ida und Pingala spiegeln im Kleinen die kosmische Polarität von Bewusstsein und Energie wider, über die wir gesprochen haben: Der menschliche Mikrokosmos spiegelt den Makrokosmos. Wie oben, so unten. Ein wunderbares Sprichwort des Sanskrit bringt diese Erkenntnis reimend auf den Punkt: *Yatha brahmande tatha pinande* – das, was außerhalb von uns ist, ist ebenso in unserem Inneren. Verbindung. Einheit.

Die zwei Pole gehören untrennbar zusammen, idealerweise im Gleichgewicht. Wird ein Pol zu stark oder zu schwach, kollabiert das ganze System, weil Extreme zerstörerisch sind. Und so geht es im Yoga vor allem um diese Balance, um die richtige Mitte. Wir müssen tätig und nach außen gerichtet sein, um unser Leben zu organisieren und in der Welt zurechtzukommen. Und wir müssen uns aktiv darum bemühen, sie harmonisch zu gestalten. Aber wir brauchen auch den Rückzug, die Auszeit, die Pause von all dem Getriebe. Wenn der Vitalitätsaspekt permanent im Übergewicht ist, erschöpfen wir und brennen aus.

Alle Übungen des Yoga zielen auf Balance ab, und das Thema des Gleichgewichts unserer weiblichen und männlichen Seite liegt aller Praxis zugrunde. Die Übungen binden alle Schichten unseres Seins mit ein, was in der Praxis von Yoga-Nidra besonders deutlich wird:

- Der Körper wird systematisch entspannt, beide Seiten in exakt gleicher Weise.
- Die Atembeobachtung bringt uns in die Mitte.
- Die Nasenwechselatmung spricht Ida und Pingala direkt und gleichmäßig an, um diese Energieströme zu reinigen und zu harmonisieren.
- Das Atmen durch die Energiezentren löst Blockaden in den Nadis und Chakras.
- Die Tiefe der Stille beruhigt das Geplapper unseres Denkens.

Dann, wenn vollkommene Balance erreicht ist, kann die Energie den *mittleren Weg* nehmen: Sushumna. Sushumna verläuft in der Mitte der Wirbelsäule. Wenn die Energie diesen Weg nehmen kann, sind wir im Gleichgewicht. Yoga-Nidra strebt dieses Gleichgewicht im Energiekörper an. Es ist aber noch sehr viel mehr als »nur« ein physisches, energetisches und mentales Gleichgewicht: Die vollkommen frei durch Sushumna fließende Energie steht für das Ziel der Selbstentwicklung, für das Vordringen zum Kern unseres Seins. Yoga sagt, dass die Balance von Ida und Pingala, von Mental- und Vitalkraft, ein energetisches Potenzial in uns freisetzt, das ansonsten schläft. Dieses Potenzial heißt *Kundalini* und wird symbolisiert durch eine dreieinhalbmal eingerollte, ruhende Schlange an der Basis der Wirbelsäule. Dreieinhalb steht für A oder Wachen, U oder Träumen und M oder Schlafen sowie für dasjenige, was über alle drei hinausgeht: den vierten Zustand unseres Bewusstseins, Turiya.

Wenn Kundalini sich nach oben bewegt, passiert sie die energetischen Zentren oder Chakras, bis sie sich mit der höchsten Ebene vereinigt, wo Reines Bewusstsein ruht: Spirituelle Energie und Reines Bewusstsein verschmelzen. Es ist ein Bild für die Begegnung von Shakti und Shiva, Mensch und Gott für den Prozess des Ganz- oder Heilwerdens.

Kundalini kann jedoch nur ganz nach oben gelangen, wenn die Energiezentren entlang der Mitte unseres Körpers offen sind und nicht blockieren. »Offen« meint hier *in Balance zu sein.* Wir könnten es auch so sagen: Menschliche innere Entwicklung ist nur möglich, wenn wir ins Gleichgewicht kommen. Jedes der sieben wichtigen Chakras steht für ein eigenes *Lebensthema,* das ausbalanciert werden muss. Und der Grad an Balance spiegelt unser inneres Wachstum, unsere Reife. Wenn alle Lebensthemen – von der grundlegenden Ebene des physischen Überlebens bis hin zur Ebene unseres höchsten Denkens – »gelöst« oder im Gleichgewicht sind, dann vereinigen sich die energetischen Ströme Ida, Pingala und Sushumna im »Dritten Auge«, *Ajna Chakra.* Von dort fließen sie zum Kronen-Chakra, dem »Ort«, an dem reines Bewusstsein ist. Kundalini kommt nach Hause.

DIE ENERGIEZENTREN

Die Chakras – wörtlich: Räder – sind energetische Zentren, die entlang der Mitte unseres Körpers verlaufen. Sie liegen an

Kreuzungs- und Knotenpunkten, dort, wo viele Energieströme sich begegnen. Es gibt eine Vielzahl von Chakras, und sie sind realer Teil unseres Seins, so wie der physische Körper auch. In energetischer Hinsicht erfüllen sie wichtige Funktionen: Sie speichern das Prana, das wir vor allem mit der Atmung und Ernährung aufnehmen, und wandeln es um, so dass es für uns nutzbar wird. Wie Kraftwerke verteilen sie die Energie dann über die Infrastruktur der Nadis in ihre jeweiligen »Zuständigkeitsbereiche«.

Der Energiekörper und die Chakras wurden von vielen Kulturen entdeckt, wenn auch ihre feinstofflich-anatomischen Beschreibungen in den Details voneinander abweichen: Überliefert sind Chakra- und Energiekörpersysteme zum Beispiel von der tibetischen Bön-Tradition, von der hermetischen Tradition Ägyptens, aus China, von den amerikanischen Cherokee-Indinanern, von Inkas, Mayas und der jüdischen Kabbala, wie auch von den Essenern. Auch in der christlichen Mystik spielen sie eine Rolle, genannt seien hier Jakob Böhme (1575–1624) und Margareta Porete (1250–1310). Und Hinweise sind auch in der Bibel zu finden, beispielsweise in der Erzählung von der Jakobsleiter oder den sieben Tagen der Schöpfung.

Die Chakras sind als energetische Realität subjektiv erfahrbar. Und weil es eine subjektive Erfahrung ist, wird jeder sie auf seine ganz eigene Weise machen. Regelmäßig praktiziert, kann beispielsweise das Atmen durch die Energiezentren in Yoga-Nidra, *Shitali Karana,* das »Erfühlen« der Chakras bewirken. Wer zum ersten Mal direkt eines der »Räder« fühlt, der weiß unumkehrbar, dass er einen Energiekörper hat, wie ihn die alten Traditionen beschrieben haben. Ich erinnere mich noch sehr gut an die Zweifel, die eine junge Frau in einem Yoga-Seminar einmal äußerte: »Was ich nicht erfahren habe«, sagte sie, »existiert für mich nicht.« Sie bezog sich auf die Koshas, das Modell der fünf Ebenen unseres Seins. Natürlich hatte sie recht: Der Energiekörper existierte nicht *für sie* – bestenfalls als theoretisches Modell. *Ihre* Realität war eine andere, eine primär grobstofflich physische. Kurioserweise war es dann genau diese Schülerin, die bei der Yoga-Nidra-Sitzung am folgenden Tag ein intensives Pulsen im Augenbrauen-Zentrum zu fühlen begann. Sie war sehr aufgeregt, positiv freilich, obwohl sie das Gefühl gar nicht so angenehm fand, eher schmerzhaft. Auch meine eigene erste Begegnung mit der Energie der Chakras hatte im Augenbrauen-Zentrum begonnen, lange bevor ich auch nur einen einzigen Gedanken an die Energiezentren verschwendet hatte. Es pulste, bewegte sich, manchmal schmerzte es – und irgendwie fand auch ich es aufregend. Das Pulsen hat mich seither nicht mehr verlassen, oft hält es stundenlang an, wird zu einer kreisenden, »magnetischen« Bewegung und ist ein willkommener Fixpunkt während der Meditation. Später erfuhr ich, dass die tantrischen Übungsmethoden beim Augenbrauen-Zentrum beginnen. Es ist besonders sensitiv, und deshalb kann man dort Energie sehr gut wahrnehmen. Nach und nach begann ich, die Chakras zu fühlen, eines nach dem anderen. Heute sind sie Teil meiner Erfahrungswirklichkeit wie die Hände, die diese Zeilen schreiben. Auf meinem Yoga-Weg empfand ich das als Bestärkung und Faszinosum zugleich. Der zeitgenössische amerikanische Philosoph Ken Wilber fragte einmal in einem Aufsatz: »Gibt es die Chakras wirklich?« Die Antwort lautet: Ja, es gibt sie.

Doch die Chakras sind nicht bloß eine *energetische* Realität, sondern sie beschreiben auch auf faszinierende Weise die *psychologischen* Ebenen des Menschen, die Gesichter unserer Seele. Es ist diese psychologische Dimension der Energiezentren, um die es im Folgenden gehen soll. Genauer gesagt: um die *Lebensthemen,* für die sie stehen. Wenn wir die Chakras unter diesem Gesichtspunkt betrachten, werden sie zu einem Typenmodell, zu einer ganz eigenen Möglichkeit, den Menschen als geistiges Wesen zu erfassen. Was zuvor aber noch fehlt, ist ein Schlüssel, der uns hilft zu beurteilen, wo wir in der Bearbeitung unserer Lebensthemen jeweils gerade stehen. Und den geben uns die drei *Gunas.*

DIE DREI GUNAS

Der Begriff der *Gunas* entstammt der Samkhya-Philosophie. Wie die Grundfarben Rot, Gelb und Blau, aus denen sich unendlich viele Farben mischen lassen, ist alles, was existiert, eine Mischung aus Gunas, den Grundqualitäten des Seins.

Die Existenz der Gunas leiteten die Yogis aus einer einfachen Lebenstatsache logisch ab: Alles, was existiert, begegnet uns auf dreierlei Weise, wir erleben die Dinge entweder als angenehm, unangenehm oder neutral. Sie gaben den Gunas die Namen *Tamas, Rajas* und *Sattva.* Da alles, was ist, aus Gunas besteht – Materie und Geist, Grobstoffliches und Feinstoffliches –, können wir sie zur Beschreibung der äußeren Welt ebenso nutzen wie zur Beurteilung unserer psychologischen Verfassung. Letzteres interessiert uns hier besonders:

Tamas steht in psychologischer Hinsicht für die eher dunkle Seite in uns: für Negativität und Destruktivität. Für Egozentriertheit. Für Faulheit, Lethargie, Boshaftigkeit und Unreinheit. Für Unvernunft, Unbeweglichkeit und Bigotterie. Wir sollten jedoch vorsichtig sein, über die Tamas-Qualität eines Menschen vorschnell den Stab zu brechen, weil, wie wir gesagt haben, *alles* eine Mischung aus *allen* Gunas ist. »Reine« Typen gibt es im richtigen Leben also kaum. Tamas bedeutet zudem auch Festigkeit und Stabilität. Und manchmal bedarf es genau dieser Qualität, um den Eigenschaften des zweiten Guna, Rajas, entgegenzuwirken. Schwarz ist die Farbe, die Tamas symbolisiert.

Rajas ist Dynamik und Aktivität. Ebenso wie in Tamas ist die Egozentriertheit sehr stark, jedoch nicht ganz so destruktiv, wenngleich auch die Rajas-Qualität ein gerüttelt Maß an Rücksichtslosigkeit offenbaren kann. Rajas-Menschen wollen gestalten und verändern – dies muss nicht immer zum Positiven geraten. Sie wollen Spaß haben. Sie denken logisch, sind ambitioniert und kraftvoll. In Rajas steckt *ra,* das Feuer: Es ist Leidenschaft, Hitze und auch Schmerz. Seine Farbe ist Rot.

Sattva ist vollkommene Balance. Es steht für Reinheit und die Klarheit des Denkens, für Lichthaftigkeit, Einfachheit. Sattva repräsentiert die positiven Aspekte von Wahrhaftigkeit und Güte, die Suche nach Erkenntnis sowie positive Emotionen. Sattva ist nicht egozentriert, sondern altruistisch. Wenn es in unserem Handeln zum Tragen kommt, beurteilen wir die Dinge nicht allein danach, ob sie gut sind für *uns,* sondern ob sie gut sind für *alle.* Die Farbe, die zu Sattva gehört, ist Weiß. Yoga strebt nach einem sattvischen Bewusstseinszustand – um schließlich über alles, was ist, hinauszugehen.

DIE SIEBEN GESICHTER DER SEELE

Im Folgenden nun werfen wir einen kurzen Blick auf die sieben Chakras und die Lebensthemen, für die sie stehen, gleichsam sieben Facetten unseres Seins. Mit den Gunas als »Qualitätskriterien« steht uns ein Persönlichkeitsmodell zur Verfügung, anhand dessen wir uns fragen können, wie es bei uns im Umgang mit den wichtigsten Lebensthemen bestellt ist.

DAS ERSTE LEBENSTHEMA – ÜBERLEBEN

Der fundamentale Antrieb unseres Daseins als körperliches Wesen ist der Wille zu überleben – als Einzelner wie als Spezies. Dieses Lebensthema wird repräsentiert von *Muladhara,* dem Wurzel-Chakra, das im Beckenboden zwischen Anus und Genitalien liegt, der Bereich, den man Damm oder Perineum nennt. Jedem Energiezentrum sind ein Wahrnehmungssinn und ein Handlungsorgan zugeordnet. Bei Muladhara sind dies Nase und Anus. Der Geruchssinn ist der älteste evolutionsgeschichtliche Sinn und die Funktion der Ausscheidung die grundlegendste – ein Erbe, das wir mit allem Leben auf der Erde teilen. Muladhara ist der Austrittspunkt der drei Ströme Ida, Pingala und Sushumna. Kundalini schläft hier: Die Entwicklung beginnt »ganz unten«.

Mula heißt Wurzel und *adhara* meint Abstützung. Das Wurzel-Chakra trägt uns und verbindet uns mit der Erde. Und Erde ist auch das Element, das dem ersten Chakra zugeordnet wird. Die Erde nährt uns. Ohne Erdung sind wir instabil und fallen um. Deshalb steht der Elefant für Muladhara, er symbolisiert Festigkeit und Stabilität. Alles, was mit dem *Überleben* zu tun hat, hängt mit diesem Energiezentrum zusammen: unsere persönliche Sicherheit, ob physisch oder emotional, unser Einkommen und Hab und Gut. Auch die Sexualität in ihrem Fortpflanzungsaspekt gehört zum ersten Chakra. Es geht es um die Selbst- und Arterhaltung.

Wenn Tamas das Wurzel-Chakra beherrscht, leben wir im Dschungel. Aus jeder Ecke riecht es nach Gefahr, und wir verschanzen uns in unserer kleinen, bedrohten Welt. Das Denken kreist vor allem um Katastrophenszenarien, und das Lebensgefühl wird von Angst dominiert. Und zu verlieren gibt es viel: den Arbeitsplatz, Erspartes, Gesundheit, die Familie, mithin Sicherheit. Was die Situation besonders schwierig macht, ist die mit Tamas verbundene Trägheit und Passivität. Anstatt Aktivitäten zu entfalten, um die scheinbare Bedrohung abzuwenden, verharrt der tamasische Wurzel-Chakra-Typus in der Angstspirale. Die andere Seite der Angst ist der Geiz, welcher bei diesem Typus immer anzutreffen ist.

Besser steht es da um den Rajas-Typ. Er sieht die Welt weniger als Bedrohung, denn als Gelegenheit, sein eigenes und das Überleben seiner Familie zu organisieren. Er erkennt und nutzt die sich ergebenden Gelegenheiten, sein Einkommen und Vermögen beständig zu vergrößern. Sein Denken kreist um die Vermehrung von Geld, das oft nur als Zweck betrachtet wird, noch mehr Geld anzuhäufen. Rajas-Typen sind viel mit der Planung einer sicheren Zukunft beschäftigt. Unzweifelhaft haben sie einen Hang zur Gier. Um Vermögen zu sichern, braucht es *mehr* Vermögen. Und wie viel ist notwendig, damit absolute Sicherheit erreicht ist? Wann haben wir je so viel, dass wir nicht dennoch alles verlieren könnten?

Der sattvisch-ausgeglichene Typus hat das entspannteste Verhältnis zum Geld. Er weiß, dass er es braucht, um vernünftig leben zu können, und er ist richtig gut darin, es mit Freude zu verdienen. Gleichzeitig ruht er aber fest genug in sich selbst, um sich sicher zu fühlen. Weil er keine Angst um sein materielles Überleben hat, ist seine Anhaftung an Besitztümer viel geringer als bei Tamas- oder Rajas-Typen. Er freut sich über Zugewinne, doch ist er nicht verzweifelt, wenn diese nicht eintreten. So kann er seine Energie auch nutzen, um für andere da zu sein und sich seinem persönlichen Wachstum zu widmen.

DAS ZWEITE LEBENSTHEMA – GENIESSEN

Das zweite Energiezentrum heißt *Svadhishthana.* Es liegt in der Wirbelsäule, im Bereich des Kreuzbeins. Dem mythologischen Wortsinn nach ist Svadhishthana das »eigentliche Zuhause« der spirituellen Energie Kundalini. Doch berauscht von der Welt stieg sie zu Muladhara hinab und schlief dort ein – und so vergaß der Mensch seine göttliche Natur.

Zu Svadhishthana gehört der Unterleib. Sein Element ist das Wasser und sein Thema das *Genießen.* Sinnigerweise ordnet man ihm die Zunge und die Geschlechtsorgane zu: Essen und Sex. Das verspricht Spaß. Es liegt lebensthematisch deutlich höher als das bloße Überleben des Wurzel-Chakra; denn der Spaß im Leben kann ja erst dann anfangen, wenn wir uns nicht mehr darum sorgen müssen, wie wir die nächste Miete bezahlen. Das Krokodil steht für Svadhishthana. Das passt zum Element Wasser und deutet Stärke und Gefräßigkeit an.

Wenn Tamas das zweite Chakra dominiert, ist Lebensfreude ein Fremdwort. Wo immer man hinblickt – auf die äußere Welt oder sein eigenes Leben –, alles ist düster. Tamas ist das Holz, aus dem Pessimisten und Depressive geschnitzt sind. Wer dieser Tristesse entkommen will, indem er noch seine letzten Energiereserven mobilisiert, nur um ein wenig Spaß zu haben, neigt dazu, andere auszubeuten: Was interessiert mich der Spaß meines Sexpartners? Es ist zugleich Selbstausbeutung; denn wer nichts gibt, erhält auf Dauer auch nichts zurück. Und so bleibt der tamasische Svadhishthana-Typus in seinem psychologischen Loch der Traurigkeit gefangen, ohne ausbrechen zu können.

Der Rajas-Typ ist Hedonist. Er lebt, um Spaß zu haben. Sex hat dominante Bedeutung, und die Beziehungen zum anderen Geschlecht sind primär davon geprägt. Wer überall nur dem Vergnügen nachjagt, versucht zugleich, jeder Schwierigkeit aus dem Weg zu gehen, was durchaus die Vernachlässigung eigener Pflichten einschließt. Und so fehlt es in materieller und persönlicher Hinsicht oft an Weitsicht und Verantwortungsbewusstsein. Hedonisten neigen dazu, sich zu verschulden, und »lösen« ihre Beziehungskrisen, indem sie einfach weglaufen. Essen und Sex haben: Beides kann schön und gesund sein. Aber es kann uns auch dominieren und zur Obsession werden, kann zur Ausbeutung anderer Menschen führen und zerstörerische Wirkungen entfalten– Krokodile können uns eben auffressen.

Ein sorgenfreies und fröhliches Lebensgefühl herrscht vor, wenn Svadhishthana sattvisch-ausgeglichen ist. Dies ist kein egozentrierter Zustand, dem das Glück der anderen egal wäre, ganz im Gegenteil. Das sattvische Gemüt ist ansteckend und wirkt auf andere Menschen positiv. In der Nähe eines solchen Menschen fühlen wir uns wohl. Der sattvische Svadhishthana-Typus beutet niemanden aus und geht mit dem Lebensthema *Genießen* verantwortungsbewusst um, das heißt: mit Rücksicht auf die Bedürfnisse der Umwelt und seiner Mitgeschöpfe.

DAS DRITTE LEBENSTHEMA – GESTALTEN

Die »Stadt der Juwelen«, *Manipura*, ist das dritte Energiezentrum. Sein energetischer Ort liegt in der Wirbelsäule, etwa auf Höhe des Bauchnabels. Augen und Beine sind die ihm zugeordneten Wahrnehmungs- und Handlungsorgane, sein Element ist das Feuer und sein Tier der Widder. Er steht für Lebenskraft und Energie, für Gestaltungsmacht und -wille, für die Fähigkeit also, sich durchzusetzen. Dazu gehört auch, sich selbst wertzuschätzen, sich nicht unnötig »klein zu machen«. Bei Manipura dreht sich also alles um das Lebensthema *Gestalten.*

Der Tamas-Typ kann selbst an der Bewältigung ganz einfacher Aufgaben, die zur Lebensführung notwendig sind, scheitern. Zu stark sind seine Trägheit und Lethargie. Das Notwendige wird nicht bloß aufgeschoben, es wird überhaupt nicht angegangen. Und was doch in Angriff genommen wird, wird nicht zu Ende gebracht. Überall Baustellen. Die Selbstwertschätzung ist entsprechend gering, Versagens- und Schuldgefühle sind typisch. Wenn sich zu der Tamas-Dominanz etwas vom Rajas-Feuer mischt, kann dieser Typus auch in eine gefährliche Richtung driften und andere dominieren oder unterdrücken wollen. Je nach Intelligenz findet man darunter Diktatoren, manipulative Politiker und gewaltbereite Kriminelle.

Die Vitalität von Rajas bringt die »Macher« zur Welt. Sie erledigen, was zu erledigen ist. Sie denken dabei freilich zuerst an ihr eigenes Wohl und ihre persönlichen Ambitionen. Damit sie an Einfluss gewinnen und alles kontrollieren können, müssen andere verlieren. Es ist das alte und doch ewig aktuelle Spiel der Macht – ein Nullsummenspiel. Überall in der Welt können wir es sehen. Wenn Machtspiele in persönliche Beziehungen hineinwirken, werden sie zum Feld dauernder Auseinandersetzungen und zum psychologischen Kriegsschauplatz. Machtmenschen leben daher dauernd in der Angst, ihre Macht zu verlieren, weshalb diese permanent vergrößert werden muss, um gehalten werden zu können. Immer ist da irgendeiner, der am sprichwörtlichen Stuhl sägen will.

Der sattvisch-ausgeglichene Typus gestaltet seine Lebensverhältnisse nicht mit dem Ziel, alles seinem Willen unterzuordnen. Sein Tun strebt nicht primär nach der Durchsetzung persönlicher Ambitionen. Seine Perspektive ist viel größer und nicht nur auf das kleine Ego beschränkt. Er zieht die Kooperation der Konkurrenz vor; denn wenn alle Seiten gewinnen, ist der Gewinn maximal. *Alle Seiten* – das schließt nicht nur die Welt der Menschen ein, sondern auch die Natur und unsere Mitgeschöpfe. Die positive Energie des Sattva-Typus prädestiniert ihn, sich für höhere Ziele zu engagieren und beispielsweise in karitativen Organisationen zum Guten in der Welt zu wirken. In der Sanftheit liegt seine Stärke.

DAS VIERTE LEBENSTHEMA – FÜHLEN

Anahata heißt »nicht angeschlagen« – eine Anspielung auf die Klänge des Herzens, die hören kann, wer in tiefer Meditation in das Herz-Chakra, das vierte Energiezentrum, versunken ist. *Nada Yoga* heißt diese Übung. »Nicht angeschlagen«, das erinnert auch an den Trommelschlag, der ohne Unterlass, ganz von selber, unser Leben lang in der Kammer des Herzens klingt. »Tag und Nacht«, sagte der Mystiker Kabir, »erfüllt der Refrain dieser Musik den Himmel.« Das Herz-Chakra liegt in der Wirbelsäule hinter dem Herzen. Sein Lebensthema ist das *Fühlen*, vor allem das *Mitfühlen*. Haut und Hände sind die Organe des Herz-Chakra, sein Element ist die Luft. Das Tier, das Anahata symbolisiert, ist die scheue Gazelle. Sie steht für Achtsamkeit.

Das Herz markiert die Mitte der sieben Chakras. Immer wieder begegnet man der Vorstellung, dass die drei Zentren unterhalb des Herzens unsere »primitive«, erdgebundene Seite repräsentierten und die eigentliche »Menschwerdung« erst beim Herzen beginne. Die drei Chakras über dem Herzen symbolisieren demzufolge unsere »höhere« Natur. Dieser Deutung wohnt die Gefahr inne, zu übersehen, dass wir Naturwesen sind wie alle anderen Mitgeschöpfe auch: Lebewesen aus Fleisch und Blut.

Die ersten drei Lebensthemen – Überleben, Genießen, Gestalten – sind nicht von »niedriger« Natur. Sie existieren eben, und es ist unsere Aufgabe, ihnen in einer Weise gerecht zu werden, die sich mit den Bedürfnissen aller anderen Wesen verträgt.

Wir sollten also *ja* sagen zu den unteren Energiezentren, sonst leugnen wir einen wichtigen Teil von uns selbst. Letzteres führt zur Unterdrückung starker Energien wie der Sexualität. Wollen wir ganz sein, müssen wir alle Teile unserer selbst vollständig annehmen.

Sie als »primitiv« zu deuten, birgt noch eine weitere Gefahr, nämlich die *nichtmenschliche* Welt geringzuschätzen: Und was »niederer Natur« ist, so glauben wir oft, können wir nach Herzenslust ausbeuten. Wenn wir also sagen, der Mensch beginne erst beim Herzen, dann sind wir eigentlich herzlos und stumpf. Zeigt der Blick in die Welt nicht Zerstörung, Verschmutzung und Ausbeutung, also Herzlosigkeit überall? *Achtung* hingegen beginnt »ganz unten« in Muladhara beim Thema *Überleben.* Jedes Wesen will überleben und, besser noch, sich am Leben freuen – der Baum, der Fisch, die Kuh, der Hund. Albert Schweitzer (1875–1965) sagte einmal: »Ich bin Leben, das leben will inmitten von Leben, das leben will.« Wenn wir ein Herz haben, erkennen wir das. Wenn nicht, dann regiert Tamas.

Wessen Herz von Tamas beherrscht wird, den kümmern die Sorgen und Nöte der anderen nicht. Er ist emotional eingekapselt und kreist nur um sich selbst. Wo er hinblickt, sieht er Dunkelheit. Sein Lebensgefühl ist Tristesse ohne soziales Miteinander. Wer niemanden hat, mit dem er reden kann oder will, ist isoliert, einsam, verbittert. Denn der Mensch ist kein einsamer Reiter, sondern ein soziales Wesen, ein *zoon politikon*, wie der griechische Philosoph Aristoteles (384–322 v. Chr.) sagte. Aus dem Stoff von Tamas sind die Soziopathen gemacht. Pflegen sie Kontakte, so neigen sie dazu, sie für ihre eigenen Zwecke auszunutzen. Unsere Freunde sollten wir uns also gut aussuchen, denn Tamas-Herzen sind gefährlich.

Das Rajas-Herz ist leidenschaftlich. Liebesbeziehungen brauchen sein Feuer *Ra.* Freilich sollten wir uns keiner Illusion hingeben, denn die Liebe gilt meistens nicht bedingungslos. In Wahrheit ist sie fast immer ein Geschäft: Liebst du mich, so lieb' ich dich. Klare Bedingungen also. Ein Zusammenleben in Vertrauen braucht verlässliche Vertragspartner, mithin ist nichts Schlechtes daran. Es ist bloß eine »besondere Beziehung«, wie es die amerikanische Psychologin Helen Schucman (1909–1981) in ihrem bemerkenswerten Buch *Ein Kurs in Wundern* so treffend formuliert. Und das kann eben schmerzhaft sein. *Ra,* das Feuer, tut weh. Es ist diese Qualität, das Leiden in der Leidenschaft, die in Liedern besungen und in Kinofilmen bebildert wird, das Auf und Ab der großen Gefühle: Liebe und Herzschmerz. Herzen, die ganz von Rajas dominiert werden, sehen die Welt nur durch die Brille ihrer Emotionen. Sind sie angenehm, mag das wunderbar sein, wenn nicht, umso schlimmer. Gefühle, auch positive, können so stark sein, dass sie zu einem großen Problem werden – für uns selbst und für andere. Wenn zum Beispiel Leid, dem wir begegnen, uns mehr mit*leiden* als mit*fühlen* lässt, verlieren wir den klaren Blick und die Kraft zu helfen. Ob Euphorie oder Wut, abgöttische Liebe oder Hass: Gefühle, die außer Balance geraten, trüben unsere Urteilsfähigkeit und schwächen unsere Selbstkontrolle. Handeln im Affekt ist meistens nicht hilfreich.

Das sattvisch-ausgeglichene Herz ist voller Mitgefühl und hat zugleich Stärke: Es ist *beherzt,* wie man sagt. Es blickt mit gütigen Augen in die Welt und kann in allem das Gute sehen, ohne blind für das Schlechte zu sein. Beherzte Menschen sind aktiv, immer hilfreich, sozial eingebunden und bewahren dennoch – oder gerade deshalb – inneren Frieden. Patanjali hat diesen Zusammenhang in einem sehr schönen Sutra beschrieben:

> Der Geist kommt zur Ruhe, wenn wir eine innere Haltung kultivieren, die sich dem Glück anderer freundlich zugewandt zeigt und von Mitgefühl für leidende Wesen geprägt ist, eine Haltung, die ehrliche Freude über Gutes zum Ausdruck bringt und von Gelassenheit gegenüber dem Negativen zeugt.

Sattvische Liebe ist bedingungslos. Wir finden sie kaum in der Welt, am ehesten wohl in der Liebe der Mutter zu ihrem Kind. Yoga, so heißt es, ruht im sattvischen Herzen. Es ist diese Qualität, die alle Übungen des Yoga anstreben – zugegebenermaßen ein hochgestecktes Ziel. Doch inneres Wachstum ist eben eine Lebensaufgabe.

Erinnern wir uns nochmals an die drei Bewusstseinszustände von Wachen, Träumen und Schlafen. Im Schlaf, so sagt man im Yoga, ruht der Geist im Herzen. Deshalb werden Sie am Ende jeder Yoga-Nidra-Sitzung zum Herz-Zentrum geführt und lassen sich ganz dort hineinfallen. Dort gehen Sie in die Phase vollkommener Stille, wo der Geist in der Leere ist. Totales Ausruhen.

☯

DAS FÜNFTE LEBENSTHEMA – KOMMUNIZIEREN

Vishuddhi, das fünfte Chakra, liegt in der Wirbelsäule gegenüber dem unteren Ende des Kehlkopfes, ungefähr dort, wo die Halsgrube ist. Es ist das »Zentrum der Reinigung«, und sein Thema ist die Kommunikation. Die Idee der Reinheit wird auch durch das zugehörige Tiersymbol, den weißen Elefanten, angedeutet.

Als die Apostel Jesus einst fragten, was sie denn essen dürften und was nicht, da sagte er ihnen, viel wichtiger sei, was aus ihrem Mund *heraus* käme, als was in ihn *hinein* gelange. Worte können täuschen und verletzen oder trösten und stärken. »Unreine« Worte entspringen einem ebensolchen Geist. Nicht von ungefähr also heißt das Hals-Chakra »Zentrum der Reinigung«: Der Name ist zugleich ein Anspruch. Der Hals ist der Ort, an dem unsere Wortbildung erfolgt, unsere Gedanken zu Sprache werden. Worte sind Schall, und Schall dehnt sich in den Raum hinein aus. Deshalb ist der Raum Vishuddhis Element. Die zugeordneten Wahrnehmungs- und Handlungsorgane sind die Ohren und Stimmbänder. Denn Kommunikation ist keine Einbahnstraße, das Zuhören gehört ebenso dazu wie das Sprechen.

Ist Vishuddhi von Tamas geprägt, dann sind Kommunikationsfähigkeit und -lust gelähmt: Bloß keinen sehen und mit niemandem reden! Ob totaler Rückzug oder Mauerblümchen, um Tamas-Menschen kann es einsam werden. Und wo sie doch kommunizieren, da verbreiten sie im wahrsten Sinne des Wortes meist negative Schwingungen. Sie jammern, mosern und lassen nirgendwo ein gutes Haar dran. Im schlimmsten Fall belügen und täuschen sie ihre Mitmenschen und fügen ihnen Verletzungen zu.

Der Rajas-Typ redet dafür umso lieber, gerne auch zu viel. Er liebt Publikum. Im Zuhören ist er nicht so gut. Dieser Typus bringt durchaus begabte Redner hervor. Auch Künstler, die es auf die Bühne drängt, haben viel Rajas in Vishuddhi. Vom amüsanten Party-Unterhalter bis zum gähnend-langweiligen oder gar rücksichtslos nervenden Dauerschwätzer reicht die Palette. Das Reden kann so obsessiv sein, dass Rajas-Typen nicht merken, wenn ihnen niemand mehr zuhört.

Ein sattvisch-balancierter Vishuddhi-Charakter weiß, wann es Zeit ist zu reden und wann er besser schweigt. Er ist achtsam in der Wahl seiner Worte und verletzt niemanden. Er tratscht nicht, macht niemanden schlecht und weiß die Stille *zwischen* den Worten zu schätzen. Wenn er spricht, dann am liebsten über Positives. Er nutzt die Kommunikation, um die Harmonie in seinem Umfeld zu fördern. Dazu gehört vor allem Wahrhaftigkeit.

Das Hals-Zentrum steht für den Traumzustand, der zwischen Wachen und Schlafen liegt. Bevor Sie am Ende von Yoga-Nidra im Herzen ruhen, werden Sie zu Vishuddhi geführt und stellen sich dort einen Mond vor, die einzige Visualisierung der ganzen Praxis. Der Mond kühlt und beruhigt. Es heißt, dass *Amrita*, der wundersame und kühle Nektar der Unsterblichkeit, von einem Punkt namens *Bindu* am Hinterkopf ins Hals-Zentrum hinabtropft. Wohl deshalb sagt Patanjali, dass aller Hunger und Durst versiegen, wenn wir uns in der Meditation auf dieses Zentrum ausrichten.

DAS SECHSTE LEBENSTHEMA – ERKENNEN

Ajna heißt das sechste Energiezentrum. Die drei wichtigsten energetischen Ströme Ida, Pingala und Sushumna vereinigen sich dort. Sein Lebensthema ist das *Erkennen*. Dazu gehört der Intellekt, noch mehr aber Intuition und innere Weisheit. In der Philosophie des Yoga gelten sie als Erkenntnisquellen, die über das logische Denken weit hinausgehen. Der Intellekt kann logische Schlüsse ziehen, doch *höchstes Wissen* im spirituellen Sinne ist ihm nicht zugänglich. Was unsere wahre Natur ist, kann der Verstand uns nicht sagen. Weil das so ist, nutzt die östliche Weisheit die Logik gezielt, um sie ins Leere laufen zu lassen: Die

Tradition des Advaita-Vedanta zum Beispiel übt sich im Nachdenken darüber, was die höchste Wirklichkeit *nicht ist,* um zu dem Schluss zu kommen, dass sich nicht benennen lässt, was sie *ist:* Es gibt kein Wort, keine Idee, kein Konzept, das dem Verstand zugänglich wäre, um das Höchste zu definieren. Definieren heißt *abgrenzen* oder *eingrenzen* – genau das lässt sich logisch nicht machen mit dem, was allumfassend ist. Auf andere Weise führt man im Zen den Verstand vor. Man gibt ihm »unlösbare Rätsel« oder *Koans* auf, damit er an sich selbst erstickt, sich aufreibt. Dieser Moment kann ein Durchbruch zur Weisheit sein, die jenseits des Verstandes liegt.

Yogis fokussieren das sechste Energiezentrum, indem sie sich auf den Punkt zwischen den Augenbrauen konzentrieren. Er ist eng mit dem *eigentlichen* Chakra verbunden, das im Inneren des Schädels liegt. Ajna korrespondiert nämlich physiologisch mit der geheimnisvollen Zirbeldrüse. Immer schon hat sie die Menschen fasziniert. Man weiß heute, dass sie als biologische Uhr unseren Schlaf- und Wachrhythmus steuert. Sie ist lichtempfindlich und schüttet bei Dunkelheit das Hormon Melatonin aus, das entspannend wirkt. Deshalb unterstützt die Dunkelheit auch die Praxis von Yoga-Nidra.

Wenn das sechste Energiezentrum von Tamas dominiert wird, dann fällt es uns schwer, logische Schlüsse zu ziehen oder klare Gedanken zu fassen. Das muss nicht bedeuten, dass es grundsätzlich an Intelligenz fehlen würde, doch das Trägheitsmoment von Tamas macht denkfaul. Was wir zuvor über das

Verhältnis von Intellekt, Weisheit und Intuition gesagt haben, nämlich, dass wir zur Wirklichkeit unseres Seins nicht über die Logik gelangen, bedeutet nicht, dass wir unseren Verstand gar nicht gebrauchen sollen. Er kann ein sehr hilfreiches Instrument sein. Er kann aber auch gefährlich werden, nämlich dann, wenn zu einer dominierenden Tamas-Qualität, die sich um die Ethik nicht schert, Rajas dazukommt und sich mit Intelligenz paart. Die intelligenten Bösen sind viel schlimmer als die Dummen.

Der Rajas-Typus ist ein guter Denker, oft ein regelrechter Viel-Denker, so viel sogar, dass er vor lauter Denken manchmal nicht zum Handeln kommt. Rajas birgt die Tendenz, den Intellekt überzubewerten. Und in der Tat ist das die Grundtendenz der modernen Welt. Als wirklich gilt den meisten Menschen nur, was sich vom Verstand erfassen lässt. Alles andere wird als Möglichkeit negiert, so als würde die Wirklichkeit gleichsam in ihrem Sein von unseren Verstandesmöglichkeiten abhängen. Welch hohes Maß an menschlicher Selbstüberhöhung liegt doch darin, ja eigentlich Dummheit! Die ganze moderne Zivilisation baut darauf auf: Wir erforschen die äußere Welt mit Experimenten, mit Beobachtung, Logik und Analyse. Wir zerlegen sie in immer kleinere Bausteine in der Hoffnung, irgendwann das Ganze zu verstehen. Dabei vermehren wir die Fakten ins schier Unendliche und verfehlen doch den Kern. Auf die fundamentalen Fragen des Lebens – was es ist, woher es kommt, wohin es geht – haben Wissenschaftler keine Antworten.

Der sattvisch-ausgeglichene Ajna-Typus sucht die Wahrheit. Er kann seinen Verstand als sinnvolles Instrument nutzen, doch verlässt er sich nicht auf ihn allein. Er will zu den tieferen Quellen von Intuition und Weisheit vorstoßen, die jenseits des Verstandes liegen, und Antworten auf jene Fragen finden, die für unser aller Leben die wichtigsten sind:

- Wer bin ich?
- Wo komme ich her?
- Was soll ich hier tun?
- Wo werde ich hingehen, wenn ich sterbe?
- Wie lebe ich ein gutes und sinnvolles Leben?
- Wie finde ich Glück?

Die Praxis von Yoga-Nidra will in diese Tiefe geleiten. Sie beginnt mit der Wahrnehmung des Körpers und führt uns jenseits des Denkens. Yoga-Nidra geht es um den sattvischen Geist.

Ajna steht für den Wachzustand. Die letzte Phase von Yoga-Nidra wird eingeleitet, indem Sie atmen, als würden Sie durch Ihr Augenbrauen-Zentrum ein- und ausatmen. Dann werden Sie an den Ort des Träumens, Vishuddhi, geführt. Am Ende lassen Sie sich ins Herz hineinfallen, dorthin, wo der Geist schläft.

DAS SIEBTE LEBENSTHEMA – ANKOMMEN

Was soll man über *Sahasrara*, das siebte Zentrum oder Kronen-Chakra sagen, das Höchste, das jenseits aller Worte und Gedanken liegt? Es liegt auch jenseits von Tamas, Rajas und Sattva. Das heißt: jenseits unserer Psyche. Sahasrara ist Transzendenz. Es ist der Ort von Klarheit und Stille, vor deren Hintergrund sich die Psyche erst entfaltet, ihr Ursprung.

Sahasrara heißt *tausend*, das meint die Anzahl der strahlend bunten Blütenblätter, die es symbolisieren. Tausend steht hier natürlich für die Unendlichkeit. Es ist der Ort, an dem das Höchste wohnt, der Ort, der für unser Heimkommen steht. Nicht nur Kabir nannte das Ziel der spirituellen Reise den *Himmel*, womit er freilich keinen physischen Ort meinte, sondern einen Zustand, in dem Bewusstein sich selbst erfährt: *Yoga*. Er, der Mensch, ist die Braut, die Energie, die sich mit dem Höchsten vermählt, dessen Ausdruck sie ist: Reines Bewusstsein, Bräutigam, Geliebter. Für Kabir ist unser Körper ein Gefäß, in dem das Höchste wohnt. Die Energiezentren kennt er sehr gut, sie sind ihm Ozeane und die Nadis seine Sterne. Kabir also sagt:

In diesem Gefäß aus Erde sind schattige Plätze und Haine,
und darin ist der Schöpfer.
In diesem Gefäß sind die sieben Ozeane
und die zahllosen Sterne.
In diesem Gefäß erklingt das Ewige,
und die Quelle steigt auf.

Kabir sagt:

»Hör mir zu, mein Freund!
Mein geliebter Gott ist darin.«

GANZHEIT UND BALANCE

Yoga-Nidra ist Praxis. Um es zu üben, müssen wir nicht tief in das theoretische Modell der Energiezentren eintauchen. Sie werden Ihren Energiekörper auf ganz eigene Weise erfahren, unabhängig davon, wie er in irgendwelchen Büchern beschrieben wird, so wie Sie ja auch Ihren physischen Körper auf Ihre persönliche, subjektive und einzigartige Weise erfahren. Die Chakras sind *eine* Möglichkeit, den Menschen zu betrachten, und zwar auf verschiedenen Ebenen: der anatomischen, physiologischen, energetischen oder psychologischen. In diesem Kapitel habe ich mich vor allem auf Letztere konzentriert, indem ich die Energiezentren mit den zentralen Lebensthemen, für die sie stehen, verbunden habe. Wir müssen diese Themen ins Gleichgewicht bringen, wenn wir nicht einfach nur *irgendwie*, sondern *gut* leben wollen. So wird die psychologische Sicht auf den Energiekörper zu einer Art Typenlehre, die helfen kann, uns selbst besser zu verstehen.

Typen haben es so an sich, dass sie vergröbert werden. Sie existieren nicht in Reinkultur. Niemand ist bloß Tamas, Rajas oder Sattva, jeder ist vielmehr eine einzigartige Mischung aus allen dreien, genau das macht unseren Charakter aus. Und das Temperament oder Mischungsverhältnis der Gunas verändert sich thematisch, zeitlich und situativ: Es kann sein, dass wir morgens in der Früh mit einem tamasischen Geist aufwachen. Träge und missmutig mag er keinen klaren Gedanken fassen. Dann praktizieren wir Yoga-Nidra oder eine andere Meditation und fühlen uns sattvisch-klar und leicht. Im Büro verlieren wir die Achtsamkeit und geraten in Zorn über einen Kollegen – das schmerzhafte Feuer von Rajas hat uns ergriffen. Wenn wir nun *bemerken*, was da mit unserem Geist geschieht, können wir uns vom Zorn lösen, indem wir die Energie unserer Aufmerksamkeit wieder auf uns selbst richten – zum Beispiel auf die Bewegung von Brust und Bauch, während wir atmen. Unser Geist bewegt sich dann wieder in die sattvisch-ausgeglichene Richtung.

Wir bleiben eben nicht dauernd und automatisch in Balance. Es ist wie bei einem Seiltänzer: Er setzt jeden Schritt mit großer Achtsamkeit und korrigiert sein Gleichgewicht immer wieder aufs Neue, sonst fällt er. Entsprechend balancieren wir durch unser Leben entlang der großen Themen: *Überleben, Genießen, Gestalten, Fühlen, Kommunizieren, Erkennen* – und schließlich *Ankommen*:

- Wir alle brauchen eine angemessene materielle Basis, und wir müssen uns um sie kümmern, wenn wir in Würde existieren wollen – *Muladhara,* die Wurzel, das erste Zentrum.
- Darauf aufbauend können wir erst die vielen Seiten des Lebens genießen – *Svadhishthana,* das zweite Zentrum.
- Das Leben will verantwortlich gestaltet werden – *Manipura,* das dritte Zentrum.
- Dazu gehört das Miteinander. Wir sind keine einsamen Inseln, sondern soziale Wesen. Unsere Mitgeschöpfe und die Umwelt müssen uns am Herzen liegen, sonst wird es sehr

kalt in der Welt – *Anahata,* das vierte Zentrum, zugleich unsere Mitte.

- Wir sind aufgefordert, achtsam zu kommunizieren, sonst verletzen wir unser Umfeld – *Vishuddhi,* das fünfte Zentrum.
- All das ist Voraussetzung, um weiterzukommen auf dem Weg inneren Wachstums, unserer Suche nach Wahrheit – *Ajna,* das sechste Zentrum.
- Diese Suche führt uns schließlich zum Kern unseres Seins, der zugleich das Ziel ist: Ankommen – *Sahasrara,* die Krone, das siebte Zentrum.

Yoga-Nidra kann uns entspannen und die Bewusstheit ausdehnen. Es hilft, den Energiekörper zu reinigen und auszugleichen. Es beruhigt den Geist und schenkt uns Momente tiefer Stille. Es wirkt auf allen Ebenen: der des physischen Körpers, des Energiekörpers, im Geist und auf der Ebene der Gefühle. Als eine sehr tiefe Meditation, die zugleich so einfach ist, dass jeder sie durchführen kann, ohne vorab etwas lernen zu müssen, unterstützt uns diese Praxis darin, mehr Klarheit in der Bearbeitung unserer Lebensthemen zu finden.

ZUM SCHLUSS: DAS GUTE LEBEN

Yoga ist ein Wort aus dem Sanskrit. Es heißt *Verbindung*. Und es meint die Verbindung mit einer Wirklichkeit, die viel größer ist als die begrenzte und oft schmerzhafte Welt des physischen Körpers und unserer Gedanken und Gefühle.

Die komplexe Wissenschaft des Yoga und aller spirituellen Wege der Menschheit lässt sich auf einen sehr einfachen Zusammenhang herunterbrechen: Wo Liebe und Weisheit sind, da wird unser Leben ein gutes und erfülltes.

Ganz in diesem Sinne bedeutet *Philosophie,* ein Wort, das aus der altgriechischen Sprache kommt, »Liebe zur Weisheit«. Weisheit wozu? Um gut zu leben. Denn Philosophie, wie man sie einmal verstand, war *praktische* Philosophie.

Philos ist die Liebe und SOPHIA die Weisheit.
Ihr Kind heißt EUZEN, das gute Leben.
Sein Ziel ist TO TI EN EINAI –
das Erblühen unseres WAHREN WESENS.

WIE SIE MIT DEM DOWNLOAD ZUM BUCH ARBEITEN KÖNNEN

Der Download zum Buch enthält zwei vollständige Yoga-Nidra-Übungen. Zur Erinnerung:
Im Kapitel »Der Ablauf einer Yoga-Nidra-Übung« (S. 55) wurde die Struktur der Übungen ausführlich besprochen.

Hier der Aufbau der Übungen im Überblick:

Übung 1

Titel 1	Vorbereitung
Titel 2	Erste Entspannung
Titel 3	Komplette Entspannung (Bodyscan)
Titel 4	Wechselatmung (Prana Shuddhi)
Titel 5	Yoga-Nidra (mit 5 Minuten Stille)

Übung 2

Titel 6	Kurze Vorbereitung Titel 7 Atembeobachtung
Titel 8	61-Punkt-Entspannung (Shavayatra)
Titel 9	Atmen durch die Energiezentren (Shitali Karana)
Titel 10	Yoga-Nidra (mit 10 Minuten Stille)

Das Zusammenstellen eigener Übungen

Wenn Sie mit den Übungen vertraut sind, können Sie sich eigene Übungsabfolgen erstellen, indem Sie die CD-Titel auf Ihren Computer übertragen und gezielt Übungselemente zusammenfügen. Am besten überspielen Sie die Titel dann auf einen MP3-Spieler. Sie sollten darauf achten, jede Übung mit einer *Vorbereitung* (Titel 1 oder 6) zu beginnen. Diese Minuten benötigen Sie, um alles so einzurichten, dass Sie wirklich bequem liegen. Ansonsten können Sie Ihrem Forscherdrang freien Lauf lassen, experimentieren Sie mit den Elementen, wenn Sie möchten.

Hier ein paar Vorschläge für sinnvolle Übungen:

Schnellentspannung 1

Titel 6 Kurze Vorbereitung
Titel 7 Atembeobachtung
Titel 3 Komplette Entspannung (Bodyscan)

Schnellentspannung 2

Titel 6 Kurze Vorbereitung
Titel 8 61-Punkt-Entspannung (Shavayatra)

Kurzes Yoga-Nidra 1

Titel 6 Kurze Vorbereitung
Titel 3 Komplette Entspannung (Bodyscan)
Titel 5 Yoga-Nidra (mit 5 Minuten Stille)

Kurzes Yoga-Nidra 2

Titel 6	Vorbereitung
Titel 7	Atembeobachtung
Titel 4	Wechselatmung (Prana Shuddhi)
Titel 5	Yoga-Nidra (mit 5 Minuten Stille)

Langes Yoga-Nidra

Titel 6	Kurze Vorbereitung
Titel 7	Atembeobachtung
Titel 8	61-Punkt-Entspannung (Shavayatra)
Titel 4	Wechselatmung (Prana Shuddhi)
Titel 9	Atmen durch die Energiezentren (Shitali Karana)
Titel 10	Yoga-Nidra (mit 10 Minuten Stille)

Die Mandukya-Upanishad

Das ganze All
ist die Silbe AUM.

DIE MANDUKYA-UPANISHAD

1

Das ganze All ist die Silbe AUM.
Vergangenheit, Gegenwart und Zukunft – alles ist in Wahrheit AUM.
Und was jenseits davon liegt, auch das ist AUM.

2

Alles, was existiert, ist Brahman.
Und Atman, das Selbst, ist ebenso Brahman, Absolute Wirklichkeit.
Atman hat vier Aspekte.

3

Der Wachzustand, Vaishvanara, ist der erste Aspekt.
Mit nach außen gerichteten Sinnen erfahren wir die grobstoffliche Welt.

4

Der Traumzustand, Taijasa, ist der zweite Aspekt. Mit nach innen gerichteten Sinnen erfahren wir die feinstoffliche Welt unserer mentalen Eindrücke.

5

Der tiefe Schlaf, Prajna, ist der dritte Aspekt.
In diesem Zustand gibt es weder Wünsche noch Träume.
Alle Erfahrungen gehen auf in der Einheit des nicht-differenzierten Bewusstseins.
Der Schläfer ist erfüllt von Glückseligkeit. Prajna ist das Tor zur Erkenntnis von Wachzustand und Traumzustand.

6

Prajna ist der Herr des Alls.
Er ist allwissend und wohnt in allen Herzen.
Er ist die Quelle, der alles entspringt.
Und alles geht einst wieder ein darin.

7

Turiya, der vierte Zustand des Bewusstseins,
erfährt nicht die äußere oder innere Welt.
Er ist nicht-differenziert und jenseits von Denken
oder Nicht-Denken.
Die Sinne können ihn nicht erfahren,
noch kann er erkannt werden
durch Vergleichen oder logisches Schließen.

Er ist unbegreiflich, unausdenkbar und unbeschreiblich.
Reines Bewusstsein, das Wahre Selbst,
die Auflösung aller Dinge.
Turiya ist still, vollkommen glückselig und unvergleichlich.
Verwirkliche diesen Zustand!

8

Der Klang von Atman ist AUM.
Wachen, Traum und tiefer Schlaf entsprechen
den Buchstaben A, U und M.

9

Der Wachzustand, Vaishvanara, ist A.
Wer den Wachzustand versteht, verwirklicht alle seine
Wünsche und wird Erster unter den Menschen.

10

Der Traumzustand, Taijasa, ist U.
Der Traumzustand liegt zwischen Wachen und Schlafen.
Wer diesen Zustand versteht, erlangt große Weisheit und
die Achtung aller Menschen.

11

Der tiefe Schlaf, Prajna, ist M.
Er ist das Maß und das Ziel.
Wer diesen Zustand versteht, verwirklicht sein Selbst.

12

Der vierte Zustand, Turiya, ist die Stille nach AUM.
Sie kann nicht vom Verstand oder den Sinnen erfasst
werden. Das ganze All löst sich auf in ihr.
Es ist ein glückseliger Zustand, unvergleichlich.
Wer AUM erkennt, dehnt sich aus in kosmisches Bewusstsein.*

* Eigene, freie Übertragung auf der Grundlage der englischsprachigen Ausgaben und Kommentare von Easwaran 2007, Swami Prabhavananda 1948, Swami Satyananda Saraswati 1975 und Swami Rama 2007.

LITERATUR

Chögyal Namkhai Norbu: Dream Yoga and the Practice of Natural Light, edited and introduced by Michael Katz, Ithaca 2002.

Dale, Cyndi: The Subtle Body. An Encyclopedia of Your Energetic Anatomy, Boulder 2009.

Easwaran, Eknath: The Upanishads, Tomales 2007.

Edwards, Lawrence et al. (Hg.): Kundalini Rising. Exploring the Energy of Awakening, Boulder 2009.

Goswami, Amit: Das bewusste Universum, Stuttgart 1997.

Prabhavananda, Swami & Manchester, Frederick: The Upanishads. Breath of the Eternal, Hollywood 1948.

Rama, Swami: Path of Fire and Light, Volume 2, Pennsylvania 1988.

Rama, Swami: Om, the Eternal Witness. Secrets of the Mandukya-Upanishad, Uttarakhand 2007.

Rama, Swami, Ballentine, Rudolph & Ajaya, Swami: Yoga and Psychotherapy. The Evolution of Consciousness, Honesdale 2007.

Ramana Maharshi, Gespräche des Weisen vom Berge Arunachala, München 2003.

Satyananda Saraswati, Swami: Nine Principal Upanishads, Bihar 1975.

Siever, Dave: The Rediscovery of Audio-Visual Entrainment Technology, Edmonton 2000.

Skuban, Ralph: Patanjalis Yogasutra. Der Königsweg zu einem weisen Leben, München 2011 *(Hinweis: Alle Zitate aus Patanjalis Yogasutra in diesem Buch entstammen dieser Übertragung).*

Skuban, Ralph: Der Energiekörper. Die Aktivierung der feinstofflichen Kraftzentren, Grafing 2014

Skuban, Ralph: Pranayama. Die heilsame Kraft des Atems, Grafing 2017

Skuban, Ralph: Die Psychologie des Yoga, München 2021

Rabindranath Tagore, Songs of Kabir, 1915 *(Hinweis: Die Kabir-Auszüge im vorliegenden Buch sind eigene*

Übertragungen auf der Grundlage von Tagores Übersetzung).

Tenzin Wangyal Rinpoche: The Tibetan Yogas of Dream and Sleep, New York 1988.

Tenzin Wangyal Rinpoche: Den feinstofflichen Körper aktivieren.

Tibetische Yoga-Übungen für innere Weisheit und Klarheit, München 2011.

Thetford, William T. & Schucman, Helen (Hg.): A Course in Miracles. Original Edition, Omaha 2006.

Venkatesananda, Swami: Vasistha's Yoga, New York 1993.

Vivekananda, Rishi (Dr. Brian Thompson): Practical Yoga Psychology, Bihar 2005.

Waggoner, Robert, Lucid Dreaming. Gateway to the Inner Self, Needham 2009.

Wilber, Ken: Are the Chakras Real?, in: *Lawrence Edwards et al. (Hg.):* Kundalini Rising. Exploring the Energy of Awakening, Boulder 2009.

Yogananda, Paramhansa: God Talks with Arjuna. The Bhagavad Gita, 2005.

GLOSSAR

Advaita-Vedanta – nicht-dualistische Philosophie; basiert auf den *Upanishaden*; *Brahman* (das Höchste; Gott) ist einzig absolute Realität, die Welt nur Illusion; die individuelle Seele sucht die Verschmelzung mit Brahman.

Ajna Chakra – sechstes Energiezentrum, das in der Mitte des Schädels liegt, im Bereich des verlängerten Rückenmarks (Medulla oblongata); korrespondiert mit der Zirbeldrüse; Begegnungspunkt von *Ida, Pingala* und *Sushumna;* Lebensthema: Erkennen.

Amrita – wörtl. »todlos« (Gott); unsterblich; göttlicher Nektar (auch *Ambrosia* genannt) der aus *Bindu* kommt und zu *Vishuddhi* hinuntertropft (auch *Soma* genannt).

Anahata Chakra – Herz-Chakra; korrespondiert mit dem Plexus cardialis (Herzgeflecht); Sitz der Emotionen; Lebensthema: Fühlen.

Bindu – Punkt, Tropfen; Energiezentrum, das im hinteren Teil des Gehirns lokalisiert ist.

Bhagavad Gita – wörtl.: »Lied« oder »Gesang Gottes«; Teil des großen Mahabharata-Epos; dramaturgisch angelegt als ein Gespräch zwischen dem Krieger Arjuna und seinem Lehrer Krishna auf dem Schlachtfeld von Kurukshetra; eines der zentralen Werke indischer Spiritualität.

Brahman – absolute Wirklichkeit; das Höchste, Gott.

Chakra – Energiezentrum; psychisches Zentrum; Kreuzungspunkt vieler *Nadis*.

Dissoziation – das Gefühl, ohne Körper zu sein.

Euzen – griech.: gutes Leben.

Guna – Qualität; Grundbaustein; Modalität, Seinsweise; Grundqualität alles Geschaffenen; die gesamte Schöpfung ist aus Gunas komponiert; die Mischung der Gunas prägt die Eigenschaften der Objekte; die drei Gunas sind: *Tamas, Rajas, Sattva*; sie repräsentieren im Yoga Grundqualitäten des menschlichen Bewusstseins: Tamas steht für Trägheit, Dunkelheit, Negativität und Schwere; Rajas für Ruhelosigkeit, Rast-losigkeit, Bewegung; Sattva für Lichtheit, Klarheit, Leichtigkeit und generell positive Eigenschaften; Ziel der Yogapraxis ist es, ein sattvisches Gemüt zu entwickeln. Das Wechselspiel der Gunas ist verantwortlich für den Wandel in der Welt.

Ida – Mentalenergie; korrespondiert mit der linken Körperseite.

Kamadhuk – die wunscherfüllende Kuh.

Karma – Handlung; Prinzip von Ursache und Wirkung.

Kosha – Hülle; die Yoga-Philosophie beschreibt den Menschen als Wesen, das aus fünf Koshas aufgebaut ist: physischer Körper *(Annamaya kosha)*, Energiekörper *(Pranamaya kosha)*, Mentalkörper *(Manomaya kosha)*, Weisheitskörper *(Vijnanamaya kosha)* und Glückseligkeitskörper *(Anandamaya kosha)*.

Kundalini – wörtl.: »eingerollt, zirkulär, Spirale, drehend«; spirituelle oder kosmische Energie, die im *Muladhara Chakra* schläft; wird symbolisiert durch eine dreieinhalbfach eingerollte Schlange.

Manas shakti – Mentalenergie, die durch *Ida,* das energetische Netzwerk auf der linken Seite des Körpers, fließt.

Mandukya-Upanishad – kürzeste der *Upanishaden*; behandelt das Thema AUM/OM und die vier Bewusstseinszustände des Menschen.

Manipura Chakra – drittes Energiezentrum, Nabel-Chakra; wörtl.: »Stadt der Juwelen«; sitzt hinter dem Nabel an der Wirbelsäule; korrespondiert mit dem Solarplexus (Sonnengeflecht); steht für Vitalität, Kraft, Macht, Energie; Lebensthema: Gestalten.

Melatonin – Hormon, das von der Zirbeldrüse produziert wird; steht in Zusammenhang mit dem Tag-Nacht-Rhythmus.

Muladhara Chakra – erstes Energiezentrum, Wurzel-Chakra; sitzt an der Basis des Körpers zwischen Anus und Genitalien; Sitz von *Kundalini;* Lebensthema: Überleben.

Nadi – wörtl.: »Fluss« oder »Strom«; Wege, auf denen die Lebensenergie durch den Körper zirkuliert.

Nadi Shodana – Atemübung zur Reinigung der *Nadis.*

Neti – Nasenspülung.

Nidra – tiefer, traumloser Schlaf.

Nyasa – wörtl.: »platzieren«; die Aufmerksamkeit gezielt in bestimmte Bereiche des Körpers lenken; Technik, aus der sich Yoga-Nidra entwickelt hat.

Patanjali – Verfasser des *Yogasutra*, die wichtigste Schrift des Yoga (zw. 400 vor und 400 nach Christus).

Philos – griech.: Liebe.

Pingala – Vitalenergie; korrespondiert mit der rechten Seite des Körpers.

Prajna – wörtl.: »Weisheit«; in der Mandukya-Upanishad der Zustand tiefen, traumlosen Schlafes (Nidra), in der man mit seiner inneren Weisheit verbunden ist.

Prana – Lebensenergie.

Prana shakti – Vitalenergie, die durch *Pingala,* das energetische Netzwerk auf der rechten Seite des Körpers, fließt.

Prana Shuddhi – Wechselatmung zur Beseitigung energetischer Blockaden.

Pranayama – Ausweitung und Kontrolle der Lebensenergie *Prana* durch Atemtechniken.

Purusha – Gewahrsein, Reines Bewusstsein, inneres Licht, Essenz.

Rajas – siehe *Guna.*

Sahasrara Chakra – siebtes Energiezentrum; Kronen-Chakra; symbolisiert durch einen tausendblätterigen Lotus; Wohnstatt Shivas (reines Bewusstsein); höchstes psychisches Zentrum; Lebensthema: Ankommen.

Samadhi – meditative Gipfelerfahrung, Einheitserfahrung, »Verschmelzen«.

Sankalpa – Entschluss, Vorsatz.

Samkhya – eines der ältesten philosophischen Systeme Indiens und der Welt; theoretische Grundlage des Yoga; geht zurück auf eine legendäre Gestalt namens Kapila (ca. 2600 v. Chr.).

Sattva – siehe *Guna*.

Shavasana – wörtl.: »Totenhaltung«; liegende Meditationshaltung.

Shavayatra – wörtl.: »Reise durch den Körper«; Übung in Gewahrsein entlang 61 Punkte des Körpers zur Induktion tiefer Entspannung.

Shitali Karana – Übung des aufsteigenden Atems.

Sophia – griech.: Weisheit.

Sukshma Sharira – feinstofflicher Körper, bestehend aus Energiekörper, Mentalkörper und Weisheitskörper.

Sushumna – Zentralkanal; wenn *Ida* und *Pingala* ausbalanciert sind, fließt die Energie frei in Sushumna; Zustand der Balance, den alle Yoga-Praktiken anstreben.

Svadhishthana Chakra – zweites Energiezentrum; psychisches Zentrum an der Basis der Wirbelsäule im Bereich der Geschlechtsorgane; Speicher unbewusster Eindrücke und sexuelles bzw. Genuss-Zentrum; Lebensthema: Genießen.

Tamas – siehe *Guna.*

Taijasa – Traumzustand; zweiter Bewusstseinszustand.

Tantra – aus zwei Worten zusammengesetzter Begriff: *tanoti* (Ausdehnung) und *trajate* (Befreiung). Uraltes Übungssystem zur Entwicklung des menschlichen Bewusstseins. Yoga-Nidra ist eine tantrische Übung.

To ti en einai – griech.: unser Wesenskern, vollkommene Entfaltung.

Turiya – wörtl.: »der Vierte« (Bewusstseinszustand); synonym für Samadhi.

Upanishaden – wörtl.: »nahe beim Lehrer sitzen und zuhören« (die klassische Lehr- und Lernsituation im alten Indien); philosophischer Teil der Veden, dem es um die Beziehung von Natur, Mensch und Gott geht. Die Upanishaden (auch: Vedanta) sind Quelltexte aller spirituellen philosophischen Systeme Indiens.

Vaishvanara – Wachzustand; erster Bewusstseinszustand.

Vishuddhi Chakra – das fünfte der sieben psychischen Zentren; wörtl.: »Reinigung«; korrespondiert mit der Schilddrüse und dem Rachenbereich; Lebensthema: Kommunikation. **Yoga** – Einheit, Verbindung.

Yogasutra – wichtigste Schrift des Yoga, wird dem Verfasser *Patanjali* zugeschrieben.

ZUM AUTOR

RALPH SKUBAN leitete fünfundzwanzig Jahre eine Einrichtung für Demenzkranke. Berufsbegleitend studierte er Politikwissenschaften in München und promovierte über Europäische Sozialpolitik.

Die intensiven Begegnungen mit Alter und Krankheit, dem zerfallenden Geist und Tod des Menschen führten ihn zur Mystik des Ostens, insbesondere zur Philosophie und Atemarbeit des Yoga, sowie zu modernen atemtherapeutischen Ansätzen. Zu diesen Themen hat er eine ganze Reihe von Büchern veröffentlicht, die heute zur Standardliteratur vieler Yoga-Ausbildungen gehören.

Neben seiner Lehrtätigkeit bei den Ausbildungen und Workshops der Skuban-Akademie führt Ralph Skuban therapeutische Buteyko-Atemtrainings durch. In Verbindung mit der Expertise in yogischer Atempraxis wächst so ein Erfahrungspool, der wiederum in die Atemarbeit im Kontext der Ausbildungen einfließt.

www.skuban-akademie.de

AUDIO-DOWNLOAD

Hier können Sie die Audio-Anleitung herunterladen:
www.skuban-akademie.de/yoganidra-download
Passwort: **yoganidra**

ÜBUNG 1 (ca. 25 Minuten)

01 Vorbereitung
02 Erste Entspannung
03 Body Scan
04 Prana Shuddhi
05 Nidra (kurz)

ÜBUNG 2 (ca. 35 Minuten)

06 Vorbereitung
07 Atembeobachtung
08 Shavayatra
09 Shitali Karana
10 Nidra (lang)

Ralph Skuban
Die Buteyko-Methode
Wie wir unsere Atmung verbessern für mehr Gesundheit und Leistungsfähigkeit im Alltag, Beruf, Yoga und Sport

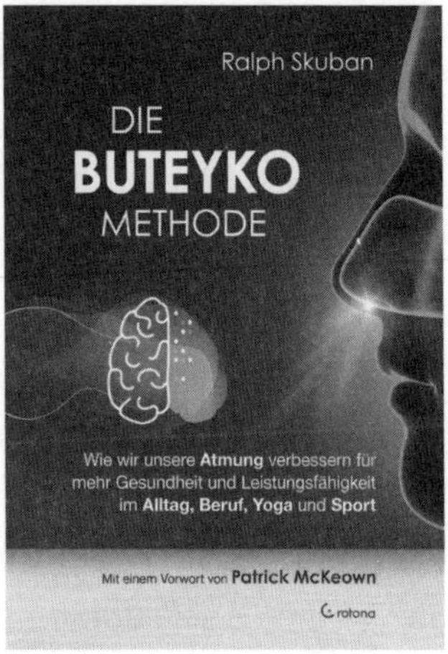

Der in der Ukraine geborene Arzt Dr. Konstantin P. Buteyko (1923-2003) zählt zu jenen zu Lebzeiten nicht wahrhaft erkannten genialen Menschen, dessen Zeit offensichtlich erst heute gekommen ist! Der bedeutende Mediziner war vielleicht der tiefschürfendste Atem-Forscher, den der Westen jemals hervorgebracht hat.
Dr. Buteyko erkannte aufgrund seiner Forschungsergebnisse, welche nachhaltigen Gesundheitsschädigungen durch ein permanent beschleunigtes und intensiviertes Atmen (Chronische Hyperventilation) eintreten. Die Ursachen dafür liegen in einer ungesunden Lebensweise, vor allem im täglichen Stress, dem die meisten Menschen ausgesetzt sind. Wird nun, so sein therapeutischer Ansatz, dieses falsche Atemverhalten korrigiert, treten außergewöhnliche Heilungen selbst langjähriger Erkrankungen auf.
Dr. Ralph Skuban, ein ausgewiesener Atem-Forscher und Pranayama-Experte, stellt Buteykos Ansatz in Theorie und Praxis vor. Er bezieht dazu auch die neueste Atem-Forschung mit ein und baut Brücken zu traditionellen Atemtechniken wie zum Beispiel im Yoga.
Die „Buteyko-Methode“ ist nicht nur eine wertvolle Ergänzung zu den bisher existierenden Atemtechniken, sondern ein revolutionärer Ansatz für mehr Gesundheit und Lebensqualität auf allen Ebenen – körperlich, emotional und geistig!
Weniger atmen – mehr leben!
978-3-86191-120-3, Flexibroschur, durchgehend vierfarbig
(Crotona Verlag)

Ralph Skuban

Der Energiekörper

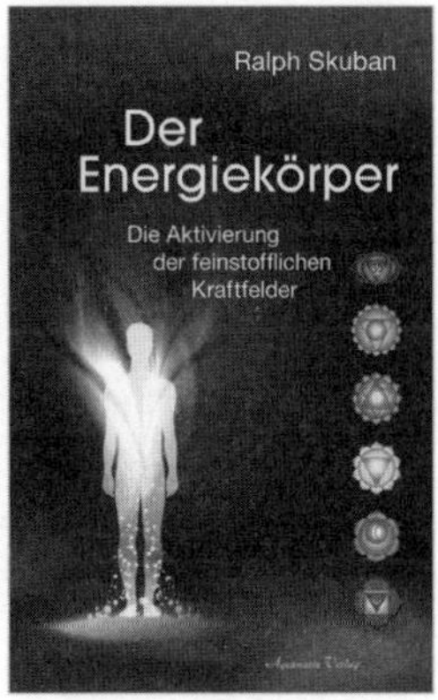

Ralph Skuban verknüpft in diesem Buch das alte Wissen des Yoga mit den Erkenntnissen westlicher Psychologie und moderner geisteswissenschaftlicher Forschung! Die feinstofflichen Energien liefern die Grundlagen für das menschliche Befinden. Wenn die Kraftfelder des Menschen harmonisch schwingen, wird der Einzelne voller Vitalität durch das Leben gehen. Um einen solchen Zustand herbeizuführen, liefert dieses Buch zahlreiche Übungen und Meditationsschritte, die es auf leichte Weise ermöglichen, den eigenen Energiehaushalt zu stärken und auszubauen. Vor allem Skubans Beschreibungen der Chakras und ihre Bedeutung für bestimmte seelisch-körperliche Prozesse stellen einen völlig neuen Zugang zu den Kraftquellen des menschlichen Körpers dar! Ein hilfreicher und mühelos anwendbarer Ratgeber, um das persönliche Energiefeld zu stärken und mit neuer Vitalität zu erfüllen!

978-3-89427-935-6, Broschur

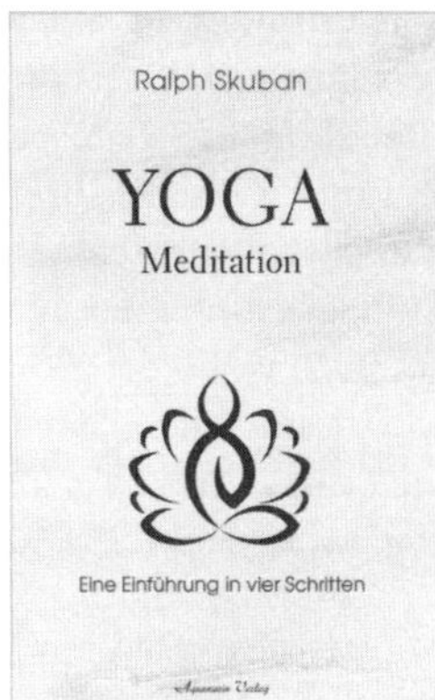

Ralph Skuban

Yoga-Meditation

Dr. Ralph Skuban zählt zu den bekanntesten Yoga-Lehrern des deutschen Sprachraumes. Er hat große Klassiker zum Thema Yoga und Atem (Pranayama) geschrieben. In seinen vielen Kursen treten immer wieder Menschen an ihn heran, die nach einiger Zeit der Ausführung von Yoga-Übungen einen Schritt weitergehen möchten – einen Schritt nach innen.

Für alle diejenigen, die noch keine große Erfahrung auf dem Weg der Meditation gesammelt haben, bietet dieses Einführungsbuch wertvolle Hinweise, um auf dem Pfad nach innen nicht in die Irre zu gehen oder weit verbreitete Anfängerfehler zu begehen.

Ein Einstiegsbuch für Menschen, die ihre ersten Schritte ins „Licht der Seele" machen möchten. Ein Praxisbuch, das hilfreich für jeden ist, der die innere Ruhe sucht!

978-3-89427-857-1, Broschur

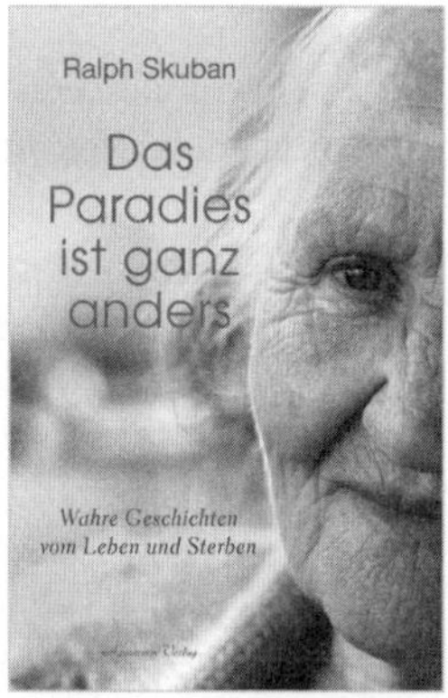

Ralph Skuban
Das Paradies ist ganz anders
Ralph Skuban hat viele Jahre lang ein Pflegeheim in Bayern geleitet. Er hat sich um Sterbende gekümmert und um Menschen, die an schwerer Demenz litten. Er hat Leid und Hoffnung in allen Schattierungen erleben dürfen.
Wenn man lange in diesen Grenzbereichen des Lebens arbeitet, entfaltet man allmählich eine Sensibilität für seine Schützlinge, die es einem ermöglicht, mit dem äußeren und mit dem inneren Ohr zu hören. Aufgrund dieser achtsamen Aufmerksamkeit sind die hier wiedergegebenen Berichte entstanden.
Es sind zutiefst berührende Geschichten von wundervoller Menschlichkeit, aber auch Einblicke hinter den „großen Schleier“. Dieses Buch verbindet gleichsam Diesseits und Jenseits und hinterlässt die Gewissheit: Allein die Liebe zählt!
978-3-89427-843-4, Broschur

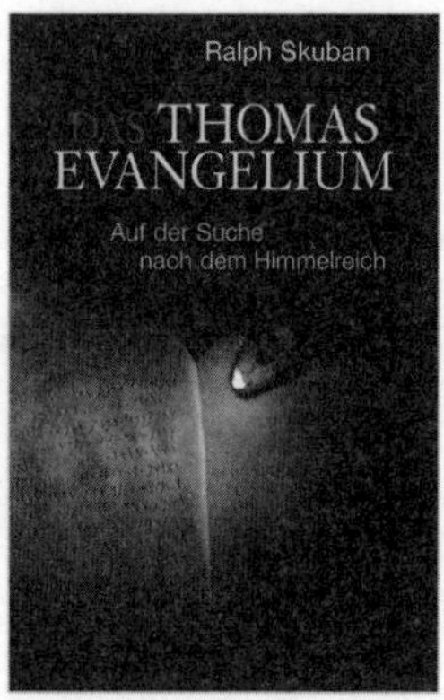

Ralph Skuban
Das Thomas-Evangelium
Diese revolutionäre neue Ausgabe des Thomas-Evangeliums offenbart nicht nur eine neue Dimension christlicher Mystik, sondern baut zugleich Brücken zu anderen spirituellen Traditionen. In diesem Sinne ist das vorliegende Buch ein entscheidender Beitrag für die „Ökumene des Herzens“!
978-3-89427-934-9, Broschur

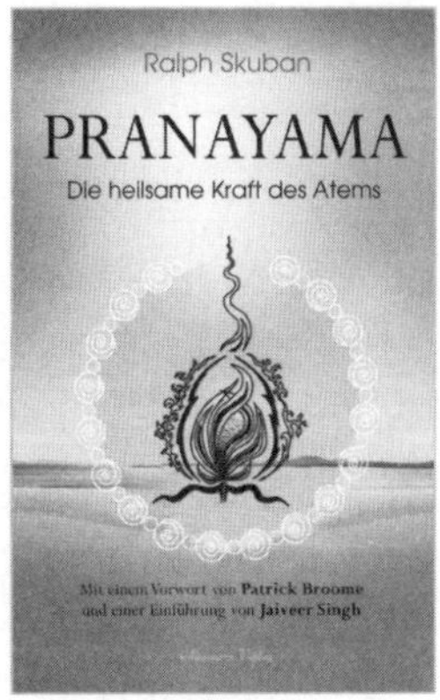

Ralph Skuban

Pranayama

Die heilsame Kraft des Atems

Ralph Skuban widmet sich der Kunst des Pranayama, indem er die uralte Tradition in allen Einzelheiten darstellt und zugleich eine Brücke zur Yoga-Praxis des 21. Jahrhunderts schlägt. In einer Zeit, die von Hektik – und damit Kurzatmigkeit – geprägt ist, kommt der Beruhigung des Atems eine immense Bedeutung zu.

Diese meisterhafte Studie stellt nicht nur eine brillante Abhandlung über die verschiedenen Atem-Übungen dar, sondern macht vor allem deutlich, welche segensreiche Wirkung die Beherrschung des Atems auf die Gesundheit ausübt.

978-3-89427-793-2, Hardcover

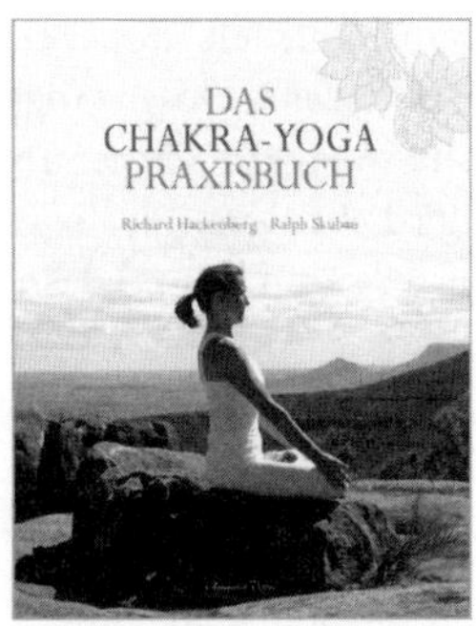

Richard Hackenberg

Ralph Skuban

Das Chakra-Yoga-Praxisbuch

Die Autoren haben das uralte Wissen um die Chakras und die Energiekörper des Menschen auf einfache, gut verständliche Weise aufgearbeitet und für den modernen Yoga-Praktizierenden neu zugänglich gemacht. Dieses farbig gestaltete Buch eröffnet eine neue Dimension des „Energiekörper-Yogas", in dem das Wissen um die Chakras ebenso einfließt wie die Erkenntnis über den Äther- und den Astralkörper des Menschen.

978-3-89427-699-7, Hardcover, durchgehend vierfarbig

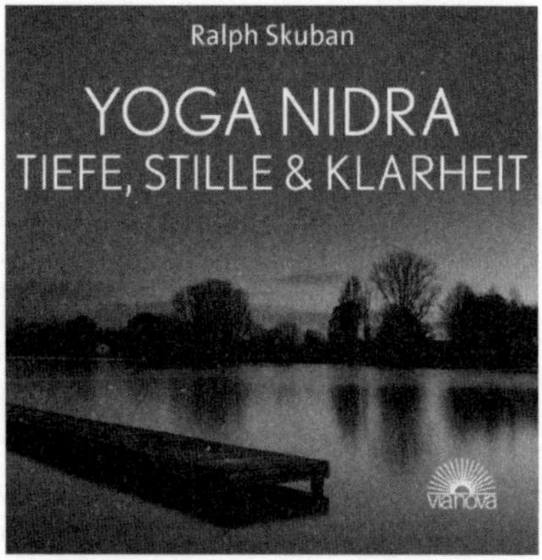

Ralph Skuban
CD Yoga Nidra – Tiefe, Stille & Klarheit
Lebensenergie tanken, tiefe Entspannung und inneren Frieden erfahren
Erleben Sie mit dieser CD eine faszinierende innere Reise in das Land zwischen Wachsein und Schlaf. Yoga Nidra ist eine der kraftvollsten und tiefgreifendsten Meditationen des Yoga, dabei sehr einfach durchzuführen und unglaublich wohltuend und heilsam. Mit Hilfe der geführten Meditation können Sie bei hellwachem Geist den Atem sowie den physischen und feinstofflichen Körper erkunden und dabei energetische und emotionale Blockaden auflösen. Yoga-Nidra ermöglicht eine einmalige Tiefe der Entspannung für Körper und Geist und zugleich eine fühlbare Aktivierung der Lebensenergie, ist unglaublich erholsam und erfrischend. Innerer Friede kehrt ein, Gelassenheit, Wachheit und Freude.
978-3-86616-453-6
(Verlag ViaNova)